Werner D'Inka
Rainer M. Gefeller
**Alter Falter**

Werner D'Inka — Rainer M. Gefeller

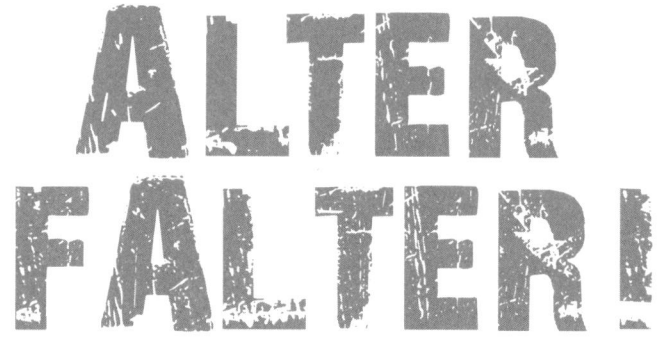

# Gesünder als der Arzt erlaubt!

MIT GRESER & Lenz

societäts\verlag

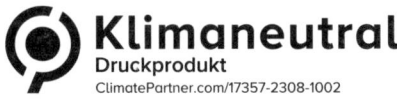 

Alle Rechte vorbehalten • Societäts-Verlag
© 2023 Frankfurter Societäts-Medien GmbH
Illustrationen: Greser & Lenz
Satz: Julia Desch, Societäts-Verlag
Autorenbild Umschlag und Inhalt: Enrico Sauda
Umschlaggestaltung: Bruno Dorn, Societäts-Verlag
Umschlagabbildungen: © Greser & Lenz; Fotolia.com
Druck und Verarbeitung: Florjancic tisk, Maribor
Printed in EU 2023

ISBN 978-3-95542-451-0

Besuchen Sie uns im Internet:
www.societaets-verlag.de

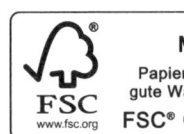

# Alter Falter — Der Inhalt

**Vorgespräch** ............................................................................................................ 7

**Die pupsende Republik** ...................................................................................... 9
Wieso Susanne Daubner für die Gesundheit unseres Darms so wichtig ist

**Rücken-Blues** ........................................................................................................ 14
Was tun, wenn das Kreuz wieder Ärger macht?

**Wenn die Füße Trauer tragen** ........................................................................ 25
Von Detox-Pflastern und anderen Entgiftungsübungen

**Das Mysterium der Nadelstiche** .................................................................... 32
Was bringt Akupunktur? Und tut das weh?

**Brüh im Lichte dieses Glückes** ...................................................................... 49
Wir fasten. Das bedeutet: heißer Tee, heiße Brühe, warmes Wasser

**Was knirscht, lebt** ............................................................................................. 64
Das Reha-Tagebuch

**Zentralorgan für alles, was uns juckt** .......................................................... 80
Die Apotheken Umschau – man nennt sie Rentner-Bravo

**Wie wär's mit einem leichten Frühstückswein?** ........................................ 89
Vorsicht, Suchtgefahr! Dieser Text enthält wohlwollende Betrachtungen zum Alkoholgenuss

**Heile uns, Winnetou!** ........................................................................................ 107
Uns geht's gar nicht gut. Kann der Häuptling helfen?

**Gar ned krank is a ned g'sund** ...................................................................... 119
Wie ein Philosoph unseren Schmerzen zu Leibe rückt

**Papa Dolorosa** .................................................................... 130
Ein Männer-Stammtisch über die Schadensfälle des Lebens

**10 Dinge, die wir nicht mehr essen sollen** .......................... 147
Aber wenn's uns doch schmeckt!

**Zu spät bremsen kann man immer noch** ............................ 156
Der moderne Radfahrer lässt sich von der Elektrik helfen. Aber was ist, wenn das Pedelec nicht mehr will?

**Halbstark** ............................................................................ 166
Zwei alte weiße Männer lassen sich tätowieren. Na und?

**Und wie sagt man? Danke!** ................................................ 190

# Vorgespräch

D: »Jetzt mal ehrlich: Wer hat sich diesen Titel eigentlich einfallen lassen – ›Alter Falter‹!«

G: »Das warst du doch!«

D: »Definitiv nicht. Nicht mal nach drei Glas Riesling.«

G: »Okay, dann war ich's vielleicht. Nach vier Glas Riesling. Und was soll daran so schlimm sein?«

D: »Ich bin doch keine Motte!«

G: »Sei nicht so eitel. Motten sind auch Schmetterlinge.«

D: »Du meinst also, wir sollen es dabei belassen?«

G: »Unbedingt.«

D: »Gut, ich gebe mich geschlagen. Hier im Internet steht im Redensarten-Index: Alter Falter sei ein ›Ausruf der Verwunderung und der Bewunderung‹. Aha. Als Beispiel wird genannt: ›Mann, sieht die gut aus. Alter Falter!‹

G: »Dann sind wir uns ja einig. Dann können wir ja zum versöhnlichen Ende einen Spitzensong der Dorfrocker anstimmen. Nur den Refrain. Los, hak' mich unter, es wird geschunkelt:

›Alter Falter
Du bist geil
Ich steh voll
Auf Deinen Style
Ohohohoo‹.«

D: »Um Gottes willen. Wenn das unsere Leute lesen!«

G: »Keine Sorge. Unsere Leute schunkeln gern.«

Kundige Leserinnen und Leser wissen längst Bescheid: D und G sind Abkürzungen für die Namen der beiden Autoren Werner D'Inka und Rainer M. Gefeller. Man spart ja, wo man kann. Manche Abenteuer bei den Erkundungen für dieses Buch konnten wir nicht gemeinsam bestehen; bei Selbstversuchen geht's halt ziemlich einsam zu. Wir wollen aber für uns behalten, wer wann was erlebt hat.

Wir begrüßen zwischen den Buchdeckeln auch unsere Mitstreiter Greser & Lenz. Die beiden begnadeten Witzzeichner adeln auch diese Text-Ansammlung. Wir wünschen nicht nur Gesundheit, langes Leben und unversiegbaren Reichtum. Sondern vor allem: Spaß!

Werner D'Inka & Rainer M. Gefeller

# Die pupsende Republik

**Wieso Susanne Daubner
für die Gesundheit unseres Darms so wichtig ist**

Teure Arznei: Reinigt sie nicht den Magen,
so reinigt sie doch den Beutel.
*Deutsches Sprichwort*

D und G sitzen vor dem Fernseher. Sie warten auf Susanne Daubner. »Das ist die einzig wahre Queen der Tagesschau«, verkündet G, »niemand in Sicht, der oder die so kompetent und glaubwürdig Nachrichten vortragen kann.«

D gibt ihm Recht. »Jens Riewa, immerhin, ist auch nicht ganz schlecht.«

G: »Gut, gut, aber gleich dahinter beginnt die Wüste. Wobei: Keiner ist so kümmerlich wie die meisten Vortragskünstler des Mainzer Kanals.«

D: »Ja, da warten wir doch lieber auf Frau Daubner. Die sollte sich eigentlich geschmeichelt fühlen ...«

Aber erst mal kommt Anita Frauwallner. Die immer freundliche Mitt-Sechzigerin drängt sich in manchen Monaten gern vor die Tagesschau, um ihr Allheilmittel anzupreisen gegen sämtliche Unbillen des menschlichen Gedärms. »Ich habe mein Leben einem Thema gewidmet«, verkündet sie mit österreichischem Schmelz – »dem Bakterium in unserem Körper.«

G: »Was für ein Jammer. Hat die Frau nichts Besseres zu tun? Schließlich soll sie doch Linguistik und Literatur studiert haben – und jetzt gibt sie die Prinzessin der Darmflora.«

D: »Sie tut es gern und sie tut es für uns. Viel verdienen kann sie ja nicht damit ...«

G: »Wie meinen der Herr?«

D: »Ist dir noch nicht aufgefallen, dass sie immer dasselbe Kleid trägt? Mal unterm Laborkittel, mal in einer Urlaubskulisse mit passendem Rollkoffer – immerzu dieser magentafarbene Fummel!«
G: »Der Koffer ist bestimmt proppevoll mit Salben, Pillen und Tinkturen. Aber tatsächlich ist Frau Frauwallner ein Werbeprofi: Das Kleid hat die Farbe ihrer ›OmniBiotic‹-Packungen.«

D: »Genug davon! Ist es nicht eine Zumutung, dass der Nachrichten-interessierte Mensch allabendlich mit den Unzulänglichkeiten seines Unterleibs konfrontiert wird, bevor die öffentlich-rechtlichen Sender endlich ihre journalistische Pflicht erfüllen?«
G: »Was sollen sie denn machen, die müssen doch auch Geld verdienen! Und für uns Senioren ist die Tagesschau der seriöse Fixpunkt des Abends, danach wird's noch mal schön – mit Tatort und Florian Silbereisen und Expeditionen ins afrikanische Tierreich.«

Die beiden Männer nutzen die Wartezeit auf Frau Daubner, um sich in Erinnerungen zu wälzen. War das noch schön, als das Testbild vielen als programmliche Meisterleistung der Fernsehschaffenden galt! Damals umschmeichelte noch die Zahnersatz-Industrie die Oldies – Anno 1957 zum Beispiel mit dem niederschmetternden Reim: »Wer es kennt, nimmt Kukident.«

»Wer hat heute schon noch dritte Zähne?«, fragt G, »du etwa?« D guckt missmutig. »Stattdessen tut's jetzt eine Etage tiefer weh«, belehrt D seinen Gesprächsfreund. Schön, dass in vielen Laboren Rezepturen ersonnen wurden, mit deren Hilfe der rebellische Darm besänftigt werden soll. Probiotik ist das Zauberwort der neuzeitlichen Verdauungsstrategen – probiotisches »Functional Food« ist aufgepumpt mit lebenden Mikroorganismen, die den lästigen Unholden im Verdauungstrakt das Handwerk legen sollen. Die Urgroßmutter der probiotischen Mittel heißt Yakult; der aus Wasser, Magermilch, Zucker und Milchsäurebakterien gemixte Drink wird in winzigen bleichen Plastik-Pülleken verkauft und wurde bereits 1935 von dem Japaner Minoru Shirota erfunden. Von dem in die Jahre gekommenen Stöffchen, das laut Verbraucherschützern

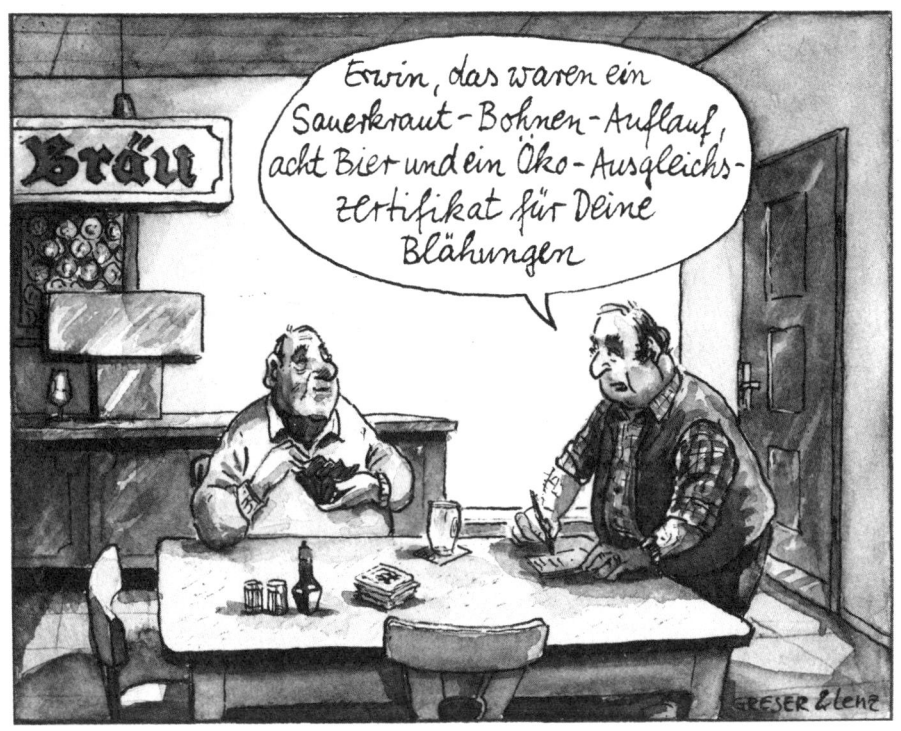

Deutschland macht sich klimaneutral

mehr Zucker enthält als Coca-Cola, werden wöchentlich allein für Europa immer noch zehn Millionen Fläschchen produziert.

Aber längst hat sich der Probiotik-Markt zu einem Schauplatz für die Schlacht um die Deutungshoheit der deutschen Darmwinde entwickelt. Die Alarmstimmung beim Verdauen versetzt den gesundheitsbewussten Germanen in eine düstere Gemütslage. »Gesund beginnt im Mund« gilt längst nicht mehr – jetzt ist es der Darm, der für unser Wohl und Wehe Verantwortung trägt. Der besorgte Noch-nicht-Patient wird mit beunruhigenden Informationen geflutet: In einem Gramm Stuhl können sich mehr als eine Million Bakterien wohlfühlen; im gesamten Darm tummeln sich 100 Billionen Bakterienzellen. Spätestens kurz nach der Jahrtausendwende hat der Darm einen Image-Wandel hingelegt, von dem viele Diktatoren dieser Welt nur träumen können. Das Verdauungsorgan, über das zuvor eher verschämt und im Flüsterton gewehklagt worden war, hatte unversehens Heldenstatus unter all den inneren Organen. Plötzlich war das Super-Organ hip, ein Trainingspartner für das gesamte Immunsystem. Wer sich an ihm versündigt, kann nicht nur mit Übergewicht und Diabetes, sondern auch mit Multipler Sklerose und Depression bestraft werden. Wer dem Darm allerdings das richtige Futter gibt, der erntet Gesundheit von den Haarspitzen bis zu den Fußnägeln.

Der Hype um die Darmflora hat seine Blütezeit noch längst nicht überschritten. Omni-Biotic, Kijimea, Actimel, Activia – sie alle kämpfen um den explodierenden Markt. Mediziner und Verbraucherschützer nörgeln zwar, dass die Heilwirkung der Darmmittelchen nicht klinisch bewiesen sei – aber das ist der Kundschaft im Wortsinn scheißegal (Pardon!). Wenn sich die Zielgruppe allabendlich vor den Nachrichtensendungen versammelt, geht ein Pups durch die Republik. Treppenlifte und Schmerzsalben werden natürlich auch angepriesen, wenn die treuesten Zuschauer der Tagesschau vorm Fernseher hocken – aber die schmissigen Pups-Weg-Filme sind irgendwie unterhaltsamer als jene älteren Ladies, die sich ihre Rückseite mit Schmerzsalben eincremen.

»Ist dir eigentlich schon aufgefallen«, fragt D, »dass für Kijimea neuerdings vorwiegend Menschen in Kitteln Werbung machen?«

G: »Warum nicht? Frau Frauwallner wirkt doch darin auch gleich viel seriöser.«

D: »Aber sehnt man sich nicht zurück zu diesen schönen Momenten, in denen mutige Zeitgenossen wie du und ich ihre Nöte mit den Geräuschen und Gerüchen des Unterleibs offen vor einem Millionenpublikum ausgebreitet haben?«

G: »Ach, das stank doch zum Himmel. Erst diese luschigen Männer, die selbstanklägerisch ihre Darm-Geständnisse ablegten. Dann die Frauen dazu, die ihre Windeier tröstend umarmten und ihnen zuraunten: Ist doch nicht schlimm. Später traten noch Kinder,

Papageien und Hunde auf, die alle Zeugnis ablegten dafür, dass ein Pups sich schnell in Luft auflöst. Und das nur wenige Sekunden, bevor die Tagesschau die neuesten Opferzahlen der Corona-Pandemie und des Ukraine-Kriegs bekanntgab...«

Ta-ta, ta ta ta taa. Endlich wird D von der Vortragskultur des Herrn G erlöst; die Tagesschau-Hymne ertönt. Dann folgt die Ansage: »Heute im Studio ... Constantin Schreiber.«

G greift entschlossen zur Fernbedienung und drückt den Knopf oben links. »Heute war sowieso nichts los«, teilt er mit. D nickt versonnen und fragt energisch: »Hast du noch Bier im Kühlschrank?«
   G: »Nur Birra Moretti.«
   D: »Besser als nichts.«

# Rücken-Blues

**Was tun, wenn das Kreuz wieder Ärger macht?**

Got this Pain in the Back
And it just won't go Away.
This Pain in the Back
Oh Lord, don't let it stay.
*Neil Farmer, australischer Blues- und Country-Musiker*

Vorsicht: Der Feind greift von hinten an, und er kennt kein Erbarmen. Längs der Wirbelsäule, zwischen Steißbein und Halswirbel, zwischen Lende und Schulter findet er immer eine Stelle, an der er nach Herzenslust losfoltern kann. Im Lauf des Lebens wird fast jeder zum Opfer – aber gibt es denn gar keine Gegenwehr gegen den tückischen Rückenschmerz? Was haben wir nicht schon alles probiert: Pillen, Salben, Spritzen, Wärmepflaster, Orthopäden, Physiotherapeuten, Osteopathen, Radiologen, Chirurgen, Feldenkrais-Künstler. Gut ist, was den Schmerz wegmacht. Aber in jedem Fall sollten wir vorbereitet sein: Der fiese Besucher kann morgen schon wieder vorbeischauen!

Während Sie sich gerade bei der Lektüre über die Malaisen anderer Leute entspannen, sind über 30 Millionen Erwachsene in Deutschland kein bisschen gechillt: Sie haben Rückenschmerzen. 40 Prozent der erwachsenen Bevölkerung erwischt es immer irgendwie; mal greift die infernalische Folter in der Schulter, mal im Nacken, mal in der Lende an. Die Wahrscheinlichkeit, dass auch Sie nicht verschont bleiben, ist immens: Bei 85 Prozent der modernen Menschen erinnert irgendwann im Lauf des Lebens die Wirbelsäule mitsamt ihren knöchernen Anhängseln auf schmerzhafte Weise an ihre Existenz. Auf sanftes Heranpirschen legt Gevatter Schmerz keinen Wert: Kaum pocht er an irgendwelche Wirbel, da tritt er auch schon wuchtig hinein ins zuvor friedliche Dasein. Dabei hat der Rücken-Blues viele Melodien. An einige davon erinnern wir uns mit Grausen.

Am Anfang war der Hexenschuss. Ein Spätsommer-Abend im Biergarten, 80er Jahre; die Sonne machte sich gerade davon, ein Wind wehte vorbei – und dann fuhr der Schmerz ins Kreuz, dass um ein Haar das Bierglas aus der Hand gefallen wäre. Ein bisschen geschwitzt, ein bisschen kühl geworden, ein bisschen zu lange am Computer gesessen, zu viele Kilos angefuttert – und vor allem der hartnäckige Verzicht auf jede Art von Bewegung: Da wird man leicht zum Opfer. Was hilft, wenn der gesamte Körper sich vor Schmerz zu einer grotesken Pantomime verzerrt? Durchhalten: Nach einer Woche ist der Anfall häufig vorbei. Stärkere Schmerzmittel (Ibuprofen) werden empfohlen, vor allem aber Wärmebehandlungen: heiße Bäder oder Duschen, auch die Sitzheizung im Auto wurde mir nahegelegt. Mein Hausarzt war so einsichtig, mir überdies eine Cortison-Spritze ins Kreuz zu jagen. Danach konnte ich immerhin für ein paar Stunden aufrecht gehen.

Nächste Station: Bandscheibenvorfall. Die erste Begegnung mit einem Gerät für Magnetresonanztomographie – selbst von medizinischen Laien kumpelhaft MRT genannt – war keineswegs der Beginn einer Liebesbeziehung. In der Röhre schlugen einem die Enge und die Klopfgeräusche, die man sonst nur aus altmodischen U-Boot-Filmen kannte, derart aufs Gemüt, dass der Schmerz im Steiß vorübergehend keine Rolle mehr spielte. Auf dem Schnittbild vom Innenleben meines Körpers, erklärte mir der Orthopäde, könne man die Wurzel allen Übels erkennen: Verschlissene, spröde Bandscheiben – »typischer Fall von Alterung«. Was hilft schon gegen das Altwerden? Den Vorschlag zu einer »behutsamen, hundertprozentig sicheren« Operation ließ sich der Meister nur widerstrebend ausreden. Stattdessen rückte er dem Schmerzanfall wie folgt zu Leibe: Zu Beginn griff auch er zur Spritze, als Soforthilfe. Über mehrere Wochen wurde der Rücken mit wärmenden Ultraschallwellen bestrahlt. Außerdem: Massagen beim Physiotherapeuten nebenan. Und: Abwarten. Nach sechs Wochen war der Spuk vorbei.

So weit, so schlecht. Nichts wirkt so überzeugend auf den geplagten Patienten wie das großformatige Negativbild unseres rückwärtigen Skeletts – da sieht doch jeder, was am Rückgrat alles schief hängt; im Zweifelsfall erläutert uns der Doktor, was wir da sehen sollen. Die Rücken-Medizin tomografiert und kernspint, was das Zeug hält – schätzungsweise sechs Millionen Mal pro Jahr. 2017 kamen in Finnland auf 1.000 Einwohner 43 MRT-Untersuchungen, in Deutschland waren es 143. Das freut die Radiologen-Zunft, die sich in die Spitzenklasse der medizinischen Großverdiener vorgearbeitet hat. Auch viele Patienten glauben an die Kraft der Bilder: Wenn der Doktor ein Beweisfoto unseres klapprigen Skeletts vorzuzeigen hat, steigt er doch gleich in der Achtung.

Mein Kreuz tut wieder weh. Ein paar Wirbel oberhalb des Kreuzbeins sticht es mir beim Ausstieg aus dem Bett in den Rücken, dass die Vorfreude auf einen sonnigen Tag ruckartig erlischt. Ich habe L1 im Verdacht, den obersten Lendenwirbel, aber auch den Heiligen Knochen (os sacrum), der von uns Eingeweihten auch Kreuzbein genannt wird. Aber was weiß ich schon?! Im Schimpansengang bewege ich mich durch die Wohnung, auch auf dem Weg zum Bäcker vergesse ich die Pflicht zum aufrechten Gang. Schon vor dem Frühstück starte ich das Programm, von dem ich mir Linderung verspreche: eine mit schwarzem Kunstleder bezogene Liege, eine Art elektronisch gesteuerter Physiotherapeut. Der »Ceragem Master V3« muss erst mal aufgeheizt werden.

Unmittelbar nach dem Start geht die Hightech-Liege ans Werk. Heiße Jadesteine werden entlang der Wirbelsäule vom Nacken bis zum Steiß gerollt und wieder zurück. Ein Scanner misst, wo sich im Skelett Lücken oder Unregelmäßigkeiten auftun – und dort greift er an: Die auf 60 Grad erhitzten Steine werden, assistiert von Infrarotstrahlen, gegen die Wirbel gedrückt und federn auf und ab, um sie zu dehnen und in ihre ordentliche Position zu rücken. Danach rollen sie weiter, immer auf der Suche nach weiteren wunden Stellen. Zeitgleich zum Jade-Schlitten wird ein Musikprogramm aktiviert, das wahrscheinlich von der unvermeidbaren Tortur bei der Bearbei-

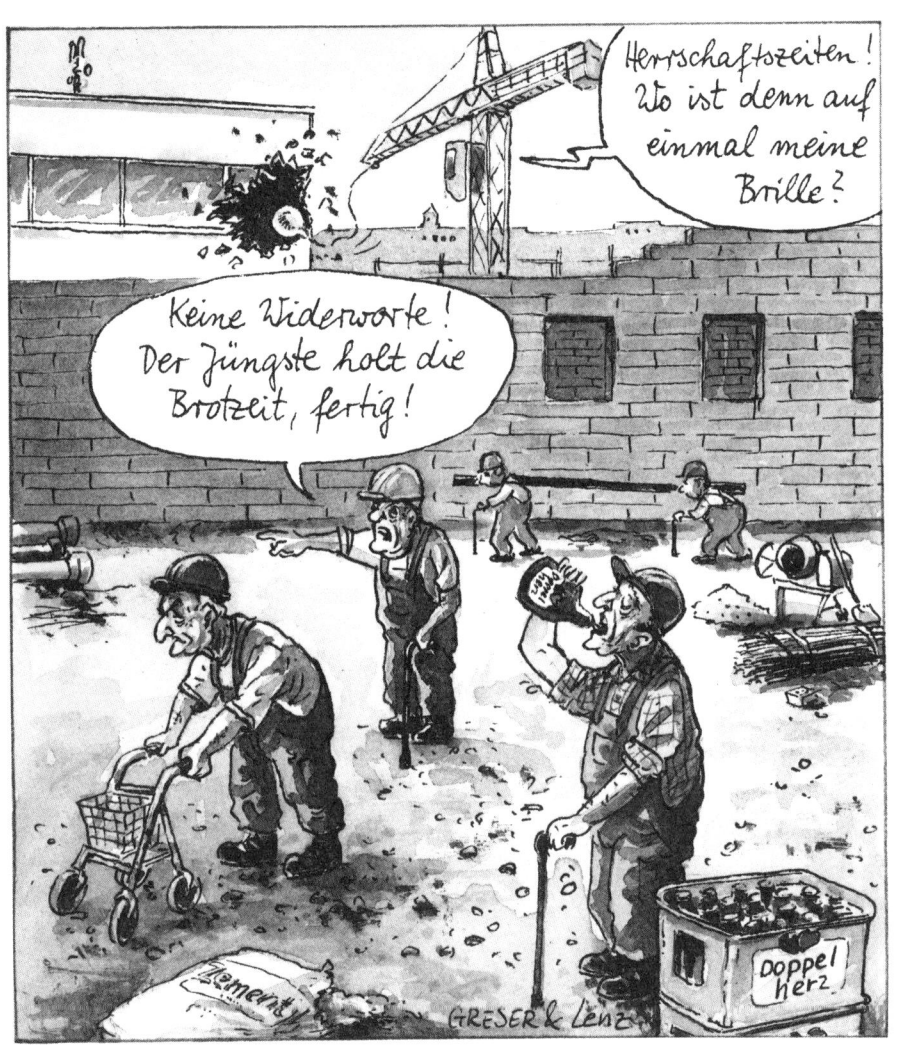

Kommt die Rente mit 69?

tung der Wirbelsäule ablenken soll. Es wabert und klimpert und zwitschert und rauscht, als würde man von einem esoterischen Orchester heimgesucht. Eine Liedzeile aus einem Udo-Lindenberg-Song fällt mir ein: »Grethe Weiser am Synthesizer«. Aber dann haben die heißen Steine eine weitere Quelle meiner Schmerzen erreicht und quälen den wunden Wirbel, dass der Rücken sich aufbäumt. Die Musik spielt plötzlich keine Geige mehr. Nach exakt 38 Minuten ist der Spuk vorbei. Beim Aufstehen verflucht man die Maschine: Der Schmerz ist ärger als zuvor. Eine Viertelstunde später allerdings gibt der Rücken plötzlich Ruhe. Schmerz, warum hast du mich verlassen?

Die raffinierte Rüttelmaschine ist eine Art Geheimtipp, man findet sie nur durch Zufall. Ein Abend beim Griechen in Frankfurt-Rödelheim. Der Wirt serviert den dritten Abschieds-Tsipouro – von dem sanften Tresterbrand aus Makedonien kann man wirklich nicht genug kriegen. Die Wirtin Anastasia, 78 Jahre alt, ist nach zwölf Stunden Küchenarbeit verdächtig leichtfüßig unterwegs. »Was hast du denn genommen?«, fragt ein Gast. Sie berichtet, was ihre ständigen Begleiter – Hüft- und Rückenschmerzen – außer Gefecht gesetzt hat: »Die koreanische Wunderliege.«

Die »koreanische Wunderliege« stand ein paar Kilometer entfernt, im Stadtteil Bockenheim. Für ein paar Jahre war hier eine in Beton gegossene architektonische Geschmacklosigkeit die Pilgerstätte der Rückenkranken. Banker, Handwerker, Lehrer, Rentner, Krankenschwestern standen an vielen Tagen, Wochen und sogar Monaten Schlange. Die Koreaner lockten mit einem seltsam anmutenden Geschäftsprinzip: Die Rücken-Kur war kostenlos. »Manchmal«, sagte Anastasia, »fühlte man sich wie bei einer Sekte.« Bevor man in den lazarettartigen Saal mit circa 15 von kaltem Neonlicht ausgeleuchteten Liegen vorgelassen wurde, gab es das immer gleiche Begrüßungsritual: In einem Vorraum informierten Mitarbeiter aus dem Reich der Wunderliege über deren Vorzüge und über den pfleglichen Umgang mit dem eigenen Rücken. Besucher wurden aufgefordert, ihre eigene Krankengeschichte zu erzählen: von langjährigen Schmerzerfahrungen, von fehlgeschlagenen Operationen, von nutzlosen orthopädischen Behandlungsformen und Medikamenten-Kuren.

Die koreanische Heilstation ist inzwischen umgezogen in das Nachbarstädtchen Eschborn. 2.500 solcher Ceragem-Stationen gibt es nach eigenen Angaben auf der Welt, mit täglich 700.000

Besuchern. Das Unternehmen, 1998 in Seoul (Südkorea) gegründet, formuliert als Leitlinie, es wolle »den Traum einer stressfreien Welt« erfüllen helfen – wozu für den Gesundheitskonzern vor allem ein schmerzfreier Rücken die Voraussetzung bietet.

Habe ich schon darüber berichtet, wie die Kalkschulter mein Lebensabschnittsgefährte wurde? In der linken Schulter nistete sich ein Schmerz ein, der seine verzichtbare Wirkung bis hinunter in den Ellenbogen und hinüber zum Herzen verbreitete. An der »Rotatorenmanschette«, erläuterte der Radiologe mit Blick auf die unvermeidbare Röntgenaufnahme, hatte sich Kalk festgesetzt. Ob das im Hirn bald auch losgeht, fragte ich mich kurz – aber dann war ich auch schon in die Behandlungs-Maschinerie eingezurrt. Untersuchung beim Orthopäden. Schultermassagen. Physiotherapeutische Turnstunden, von der Sprossenwand über ein Balancierbrett und Hin- und Herwälzen mit einem fetten Gummiball bis hin zur aus dem Yoga importierten Kraftübung »Plank-Pose«. Zweimal wöchentlich rückte mir der Orthopäde mit einer Art Strahlenkanone zu Leibe: Die »extrakorporale Stoßwellentherapie« rüttelt den Kalk durch, bis er aufgibt und von der Schulter rieselt. Das war, nach ungefähr acht Wochen, echt ein befreiendes Gefühl.

Glück im Unglück hat, wer den Operateuren entkommt. Für Chirurgen und Krankenhäuser ist der Schmerz ihrer Kundschaft lukrativ, der Griff zum Skalpell wird bestens vergütet – obwohl er häufig unnötig ist. 85 Prozent der Rückenschmerzen haben keine erkennbare organische Ursache. 2020 wurden nach Angaben des Bundesamtes für Statistik in Deutschland 387.101 Rückenoperationen durchgeführt, 70 Prozent mehr als 2006. In privaten Rückenzentren, die überall in der Republik gegründet wurden, wird nach Beobachtung des »Spiegel« »wie am Fließband operiert«. Laut Bertelsmann Stiftung ist Hessens Osten das größte Paradies für Wirbelsäulen-Schnitzer in Deutschland. 2017 gab es im Landkreis Hersfeld-Rotenburg 567, im Landkreis Fulda 514 Bandscheiben-Operationen (Bundesdurchschnitt: 199). Bei der Verblockung/Versteifung von Wirbelkörpern kam Fulda auf 355,

Hersfeld-Rotenburg auf 284 und der Vogelsbergkreis auf 266 Eingriffe (Bundesdurchschnitt: 102). Die »Knöcherne Dekompression« brachte es in Fulda auf 549, in Hersfeld-Rotenburg auf 404 und im Vogelsbergkreis auf 390 Fälle (Bundesdurchschnitt 155). In einer Studie des Kölner Psychologen Uwe Hambrock für die Bertelsmann-Stiftung (»Erfahrungen mit Überversorgung«) gab ein Arzt zu Protokoll: »Besonders Rücken-OPs werden gut bezahlt. Da fällt es schwer, anständig zu bleiben.«

Versorgungsforscher haben die Angaben von 7.500 Patientinnen und Patienten aus den Jahren 2015 bis 2021 ausgewertet. Alle Befragten hatten eines gemeinsam: Chirurgen hatten ihnen zu einer Rücken-OP geraten – sie hatten aber eine Zweitmeinung von Fachärzten eingeholt. Das Ergebnis war entlarvend: Die Fachärzte hielten nicht einmal fünf Prozent der OP-Vorschläge für gerechtfertigt. Der Schmerzmediziner Michael Küster beklagt im Dezember 2022 gegenüber dem »Spiegel«: »In der Rückenmedizin wird Röntgen, Stechen, Schneiden besonders gut vergütet. Folglich wird das zu viel gemacht.« Für viele Patienten wird das Leiden durch den resoluten Zuschnitt der Chirurgie sogar noch verschlimmert. Mal wird schief geschnitten und falsch verschraubt, mal sorgen nach der OP falsch behandelte Nerven für Schmerz, mal greifen die Mediziner erneut zum Skalpell, weil beim ersten Mal der Schmerz einfach nicht totzuschneiden war. 30 Prozent der Patienten, schreibt der »Spiegel«, seien mit dem Ergebnis ihrer Rückenoperationen unzufrieden.

Viele Faktoren sind für den Schmerz im Rücken verantwortlich: Stress, Angstzustände, Depressionen, Übergewicht, Rauchen, mangelnde Bewegung, sitzende Tätigkeit. Spätestens seit 2014 weiß die Welt, dass noch ein weiterer Stress-Faktor fürs Rückgrat dazugekommen ist: das Smartphone. Die längere Verwendung eines Handys, so ermittelte es der Chirurg Dr. Kenneth Hansraj vom New Yorker Klinikum für Wirbelsäulenchirurgie und Rehabilitation in einer Studie, ist Gift fürs Rückgrat. Der »Merkur« beschrieb die Ergebnisse so: »Laut der Studie wiegt der Kopf eines Erwachsenen zwischen vier und sechs Kilogramm. Je weiter der Mensch den Kopf nach vorne beugt, desto stärker zieht die Schwerkraft dieses Gewicht nach unten. Ein Kraftakt für das menschliche stabilisierende Gerüst. Denn schon bei einer leichten Neigung von 15 Grad wirken zwölf Kilo auf die Halswirbelsäule. Bei 30 Grad sind es 20 Kilo, bei 45 Grad 25. Um den Bildschirm des geliebten Smartphones in Augenschein zu nehmen, senkt der Handynutzer seinen Kopf um die 60 Grad. Kräfte von 27 Kilogramm wirken dann auf Nacken und Rücken. Das entspricht in etwa dem Körpergewicht eines siebenjährigen Kindes.«

Weiter geht's mit dem persönlichen Schmerz-Bericht: Wenn man sein Mobiltelefon vorwiegend fürs Telefonieren nutzt, droht einem natürlich kein »Handy-Nacken«. Allerdings klammert sich irgendein Schmerz ja sowieso immer wieder mal an unseren Rücken. Vor drei Jahren etwa ging ich flotten Schritts und stocknüchtern auf Steintreppen abwärts, als mir eine Art elektrischer Schlag in beide Kniekehlen fuhr. Ich purzelte abwärts, die Kniescheiben fingen den Sturz ab. Beide Knie waren lädiert, aber wirklich weh getan hat's erst ein paar Tage später. Da bohrte sich eine feindselige Schmerzlanze in meinen Steiß, dass jede Bewegung sich von selbst verbot. Auch der Gang zur Osteopathin, keine 100 Meter lang, wurde zur Tortur.

»Na, Rückenschmerzen?« erkundigte sich Frau Yvonne Lingenfelder; meine Körperhaltung war offenkundig hinreichend verräterisch. Wir standen einander in ihrem Behandlungszimmer in Fulda gegenüber. Behandlungsliege, Sitzecke, Schreibtisch, ein Skelett – das war's. An einer Wand zeigte ein plakatgroßes Foto einen wuschelbärtigen Mann mit Schlapphut, der beinahe zärtlich einen menschlichen Oberschenkelknochen betrachtet. »Das ist mein Held«, sagte Frau Lingenfelder und stellte mir den Herrn vor: »Der großartige Mr. Still.«

Der US-Amerikaner Andrew Taylor Still (1828 bis 1917) gilt als Erfinder der Osteopathie. 1864, er war gerade aus dem amerikanischen Bürgerkrieg heimgekehrt, starben innerhalb weniger Tage drei seiner neun Kinder an einer Hirnhautentzündung, ein viertes

Kind wurde von einer Lungenentzündung dahingerafft – und das, obwohl Still die angeblich besten Ärzte der damaligen Zeit zu Rate zog. Still, der selbst als Landarzt arbeitete, sah seine Skepsis gegenüber den Möglichkeiten der klassischen Medizin bestätigt und erforschte Alternativen. Unter anderem das »Knochensetzen«, eine traditionelle Heilmethode der Naturmedizin, die Still bei den Shawnee-Indianern kennenlernte. Beim Knochensetzen werden geschundene und aus der Wucht geratene Gelenke mobilisiert und manipuliert, so dass ihre Beweglichkeit verbessert wird. Der umtriebige und ziemlich schrullige Landarzt ergänzte und verfeinerte die indianische Methode durch eigene Studien und kreierte seine eigene Behandlungsmethode.

»Find it, fix it, leave it« – so beschrieb Still das Wesen seiner Behandlungsform. Osteopathen sollen ihre Hände als Werkzeuge einsetzen, um (wie ein Seismograph) die Erschütterungen und Verwerfungen in Knochen und Gewebe der Patienten aufzuspüren. Dann soll der Therapeut das in Unwucht Geratene durch Handauflegen, Drücken, Pressen, Ziehen zurechtrücken – und nach vollbrachter Tat in Ruhe lassen: damit der Körper sich ungestört selbst heilen kann. Stills Behandlungsform folgt der Grundannahme, dass der menschliche Körper zur Selbstregulierung von Schadensfällen imstande sei – und dass alles irgendwie miteinander zusammenhängt. Diese Abkehr von Medizinregeln der Schulmedizin hat sich in den USA, Großbritannien und Frankreich längst als alternative »manuelle Medizin« etabliert, in Deutschland freilich kämpfen Osteopathen noch um volle Anerkennung. Immerhin übernehmen einige gesetzliche und die meisten privaten Krankenkassen inzwischen einen Teil der Behandlungskosten.

Nein, die Osteopathin fragt nicht nach Röntgenaufnahmen oder Arztberichten. »Ich habe ja meine Finger«, sagt sie, »das muss genügen«. Ich liege bäuchlings auf der Behandlungspritsche, Frau Yvonne fährt mir mit ihren Wärmflaschen-warmen Händen über den Rücken. »Ooops«, sagt sie, als sie sich zum Kreuzbein heruntergearbeitet hat, »was ist denn da passiert? Ein Unfall?« Ich berichte von meinem Erlebnis auf der Steintreppe. Später wird sie mir am Skelett erläutern, was vorgefallen ist: Die durch jahrzehntelange Sitzarbeit malträtierte Wirbelsäule neigt gelegentlich zu störrischen Abwehrreaktionen. Auf der Steintreppe hat sie mir über die Nervenstränge eine Warnung in die Kniekehlen geschickt. Ich knalle also auf die Knie, und dann...»Passiert das«, sagt Frau Yvonne und greift dem Skelett energisch an die Gesäßknochen, reißt den klapprigen Knochenmann (oder ist es eine Frau?) einmal hoch und lässt ihn/sie dann auf die Knie donnern. »Sehen Sie, wie dadurch die Wirbelsäule zusammengestaucht wird? Das ist das ganze Elend. Das können wir natürlich reparieren. Aber das, was Sie die letzten 50 Jahre mit Ihrem Körper angestellt haben, das kann kein Mensch mehr geradebiegen. Der Körper muss einfach lernen, damit umzugehen.« Die Lehrstunde ist mit allerlei Körpereinsatz der Osteopathin verbunden. Sie presst am Kreuzbein umher, massiert die Schultern, setzt den Nacken mit einer Art Klammergriff unter Spannung, zerrt an den Beinen... »Alles gehört zusammen«, sagt sie und hat am Ende noch eine alarmierende Botschaft für den Heimweg: »Sie werden müde sein. Und wahrscheinlich werden Sie die nächsten zwei, drei Tage noch mehr Schmerzen spüren. Aber danach wird alles gut sein.« So war es, ich schwör's. Natürlich nur bis zur nächsten Schmerzattacke.

Im Mai 2017 erläuterte Professor Christoph-Eckhard Heyde, Wirbelsäulenchirurg am Universitätsklinikum Leipzig, in einem Vortrag: »Einer der Hauptgründe für die Probleme an der Wirbelsäule ist der aufrechte Gang. Insofern zahlen wir für die Entwicklung vom Vierbeiner zum Zweibeiner noch heute einen hohen Preis.« Na bravo. Ist uns nicht vor ein paar Jahren noch der »Aufrechte Gang« als sichtbarer Beweis für die menschliche Überlegenheit über alle anderen Kreaturen gepriesen worden?

Was bleibt einem, wenn die ständige Wiederkehr des Schmerzes schon aufgrund unserer kadettenhaften Fortbewegung unausweichlich ist? Natürlich die Musik. John Lee Hooker, die Blues-Legende, hat uns einen tröstlichen Song über den Heiler hinterlassen. Hören Sie mal rein; Musik ist immer gesund:

**The Healer**
Blues a healer, all over the world
Blues a healer, healer, all over the world, all over the world
It healed me, it can heal you
The blues can heal you, early one morning
It can heal you
The blues can heal you
Yeah, yeah

# Wenn die Füße Trauer tragen

## Von Detox-Pflastern und anderen Entgiftungsübungen

**Wissen Sie eigentlich, wie vergiftet Sie sind? Nein, nein – wir reden nicht darüber, wie Sie über Ihre Nachbarn oder Ihre Lebensgefährten denken. Sondern darüber, dass unser Körper eine einzige Giftmüll-Deponie sein soll. Stimmt das?**

Der Himmel ist oben, die Hölle ist unten. Diese fundamentale Erkenntnis könnte vor vielen Jahrhunderten einen japanischen Heilkundler zu einer bahnbrechenden Erfindung geleitet haben: Wenn alles Schlechte in den Keller absackt, kann man's dort auch auffangen und entsorgen. Durch die Füße sollen Gifte, Schlacken, Krankheitskeime & Co mittels der Kraft der Kräuter aus dem menschlichen Körper gesaugt werden.

An sich klingt das Heilversprechen einleuchtend und hochwillkommen zugleich: Der von Umwelt- und Ernährungsgiften aufgefüllte menschliche Körper wird nach dem Prinzip einer Klospülung von allem befreit, was ihm stinkt. »Unreinheiten« werden entfernt, Immunsystem, Stoffwechsel und Durchblutung gefördert, Schlaflosigkeit und Kopfschmerzen bekämpft, Blut- und Leberwerte verbessert; selbst Knie- und Rückenschmerzen verflüchtigen sich gewissermaßen im Schlaf. Dazu braucht man lediglich ein mit allerlei Kräuter-Extrakten aufgepepptes Pflaster, das – kaum hat man's unter die selbstverständlich nackten Fußsohlen geklebt – sein segensreiches Wirken entfaltet. Japanische Wollmispeln, Bambusessig, winzige Spuren von Molchschwanz (Houttuynia Cordata Thunb), Holzessig sowie das Mineral Turmalin und das eher fehl am Platz wirkende Vitamin C sollen den Füßen einheizen. Das Kräuterwickel soll die Schweißdrüsen zu Höchstleistungen ermuntern und den 60 an den Fußsohlen befindlichen Akupunktur-Punkten freundliche Sticheleien versetzen, so dass im Körper ein einziger

Aufruhr entsteht: Sämtliche Giftstoffe, die uns zusetzen, sehen ihr Heil nur noch in der Flucht auf das verlockende Pflaster.

Diese Tiefenreinigung der menschlichen Giftstoff-Deponie geht während der Nachtstunden vor sich. Der Stress, der uns übers Gemüt ohne Umweg in die Füße gefahren ist, wird gelindert, Körper und Geist werden frühmorgens »beruhigter und klarer« das Tagwerk beginnen. Und was da alles ins Reine kommt: Die Haut wird porentief gesäubert, die inneren Organe werden aufgeputzt. Akne hat unsere Gesichtshaut die längste Zeit in einen schorfigen Streuselkuchen verwandelt, gesünder werden wir und ... glücklicher!

Das alles und noch viel mehr verspricht uns die Kräuterküche, die uns diese Klebe-Medizin frei Haus liefert. Solche Wohltaten hat uns unser Hausarzt noch nie verheißen, also her mit diesem Wunderpflaster. Eine Kur soll minimum fünf Tage dauern. Los geht der Selbstversuch:

**Erste Nacht:** Kurz nach 23 Uhr pelle ich die Pflaster aus ihrer Umhüllung. Wirkt vertrauenserweckend – das Pflaster ist, wie wir's von Wundpflastern kennen, säuberlich von einem Schutzpapier bedeckt, die Handhabung ist selbst für einen praktischen Vollpfosten wie mich einfach: Schutzpapier abziehen, die klebende Seite mitsamt der weißen »Entgiftungs«-Fläche auf die Unterseite der Füße kleben, fertig. Gegen zwei Uhr nachts werde ich wach, weil meine Nase läuft – bisweilen neige ich zu allergischen Reaktionen gegen alles, was mir zu nahe kommt. Die Füße fühlen sich eklig an: nass von Schweiß. Schwitzfüße hatte ich das letzte Mal als junger Kerl; bin froh, dass ich diese Auswüchse meiner hormonellen Tüchtigkeit hinter mir gelassen habe. 6.30 Uhr am Morgen: Im Badezimmer rupfe ich das Pflaster von meinen immer noch schwitzenden Füßen. Die unschuldige weiße Kontaktfläche hat sich in eine unappetitliche schwarz-graue Sumpflandschaft verwandelt. Sapperlot, denkt man sich – so viel Gift hat diese Zauberkur aus meinem Körper gelutscht. Jetzt noch den Klebstoff von den Füßen duschen: Der Tag kann beginnen.

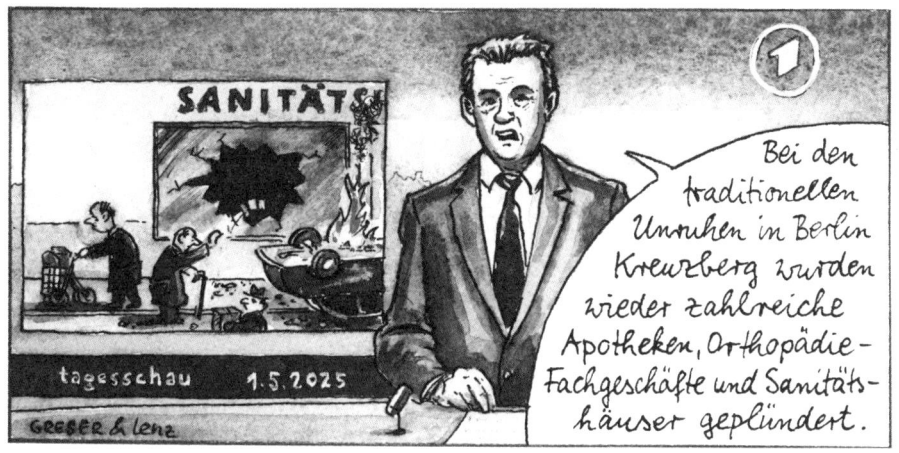

So leben wir im Jahr 2025: Deutschland ist total überaltert

Denkste, mosert die Schulmedizin: In Wahrheit sei ich nur ein einfältiges Betrugsopfer. Für die Entgiftung seien im Körper hauptsächlich Leber, Nieren und Darm zuständig, außerdem noch die Haut und die Atmung. Und warum wird dann das Pflaster schwarz? Das, sagen die Pflaster-Gegner, liege am Baumessig. Durch die Feuchtigkeit im Fußschweiß oxidiere der Baumessig – und verfärbe sich schwarz oder braun.

Also alles Quacksalberei? Dabei ist doch die Entgiftung des Körpers das Gebot der Stunde. Tees, Kapseln, Gesichtsmasken und Saftkuren drängen sich in Regalen und Internet-Shops neben unseren famosen Pflastern, und alle versprechen, dass sie die Schmutzstoffe unseres Körpers auf eine vermutlich kosmische Giftmüll-Deponie entsorgen. Das Geschäft brummt – vorwiegend im Internet, aber auch in Supermärkten und Drogerien.

**Zweite Nacht:** Kurz vor Mitternacht fummele ich erneut die Fuß-Kur aus ihrer Umhüllung. Während des Tages hatte sich die nasse Nase von der Nacht zuvor in eine Erkältung hochgearbeitet, Rachenkratzen inklusive. Ich ballere mit Hausmitteln und Homöopathie gegen den Infekt: Gripp-Heel, Heiße Sieben, Gurgeln mit Salzwasser,

Nasendusche mit Emser Salz, Gurgeln mit Salbei-Wasser – was der kränkelnde Mann so macht. Als ich mir jetzt das Kräuterblatt auf die Fußsohle drapiere, habe ich eine Eingebung: Vielleicht niesen meine Füße heute Nacht die Nase frei und all das, was sonst im Papiertaschentuch landet, sammelt sich im Fußpflaster...Ist leider nicht der Fall. Morgens um sieben Uhr stelle ich fest: Abermals ist alles von vergammelter Schwärze. Die Füße sind nass von kaltem Schweiß. Meine Nase ist und bleibt verstopft.

In den sozialen Netzwerken ist die Fußheilung ein Dauer-Hit, die Jubelchöre der Detox-Werbekampagnen werden immer lauter und schriller. »Die Pads haben mir meine schwarze Seele rausgezogen«, freut sich eine Frau. »Auch für dicke, fellige Füße geeignet«, versichert ein Werbetexter. Auf einer Webseite feiert ein gewisser Dennis die Auferstehung von all seinen Leiden. Dennis vor dem Einsatz des Fußpflasters: graue Haare, Akne, Rückenschmerzen, Stress. Nach einwöchiger Fußlappen-Kur in Japan »brach Dennis beinahe in Tränen der Dankbarkeit aus«. Seine ungesunde Haut wurde heller, die Haare dunkler, die Akne verflüchtigte sich und die Rückenschmerzen waren auch nahezu futsch.

Schade eigentlich, dass diese schönen und allzu häufig falschen Schnulzen giftigen Gegenangriffen ausgesetzt werden. Ziemlich trocken gaben deutsche Gerichte der Detox-Branche eins auf die Löffel. »Bei der Bezeichnung ›Detox‹ handelt es sich um eine nach Art. 10 Abs. 1 der Verordnung (EG) Nr. 1924/2006 verbotene gesundheitsbezogene Angabe«, heißt es in einem Beschluss des Bundesgerichtshofs vom 29. März 2017. Die Bezeichnung Detox sei irreführend und als unlautere Werbung zu verstehen, weil Verbraucher daraus eine nicht vorhandene Heilwirkung ableiten. Im Januar 2018 bekräftigte der BGH seine Auffassung in einem weiteren Urteil gegen einen Teehersteller, der unter anderem Heißgetränke unter dem verlockenden Titel »Detox mit Zitrone« feilbot. Die Verwendung des Begriffs Detox – eine schmissige Verkürzung von Detoxifikation (zu deutsch: Entgiftung) – ist nach dem höchstrichterlichen Urteil nur zulässig, wenn er sich auf einen oder mehrere bestimmte Inhaltsstoffe bezieht. Dafür allerdings braucht man behördliche Zulassungen oder wissenschaftliche Nachweise.

Das war natürlich ein Schlag gegen die wuchernde Detox-Industrie; ein Knockout freilich sieht anders aus. Einige ließen zum Zwecke der Verbraucher-Veräppelung ihrem Wortwitz freien Lauf: Die Mittel nannten sich jetzt »minus Tox«, »antitox«, »d-Tox«, »freetox« oder »de-tox«, andere schrieben »Detox« einfach kleiner. Die Hersteller kratzt das bisschen Juristerei sowieso nicht: Ihre Vertriebsunternehmen sitzen in den USA, Luxemburg oder Litauen, produziert wird wiederum ganz woanders – gerne in China.

**Dritte Nacht:** Mich fröstelt, ich gehe früh zu Bett. Dennoch habe ich das Gefühl, dass sich die Erkältung auf dem Rückzug befindet. Es ist noch keine 22 Uhr. Ich sehe schon, wie die Pflaster-Verkäufer mir wissend zunicken: Siehste, so viel Power steckt in unserer Fußbehandlung. Etwas unwirsch klebe ich meinen Füßen eins und schlafe tapfer durch. Sechs Uhr. Die Nacht ist vorbei, die Pflaster sind noch da. Eines freilich hat sich während der Nacht von dannen gemacht und klebt jetzt in irgendeiner Bettritze. Das andere klammert sich noch an meinen rechten Fuß und sieht so traurig aus wie die Fahne eines untergegangenen Kohlereviers: schwarz, abgerissen, irgendwie krank.

Ein muskelbepackter Digital-Held namens Simon Teichmann, der als »Personal Trainer« und »Youtube-Star« firmiert, bezeichnet die Fußlappen als »größten Müll aller Zeiten« und fragt: »Warum wird so was auf Youtube geduldet?« Tja, warum? Die Wahrheit ist, dass die Branche gern auch Zeugen für die Effektivität ihrer Heilmethode aufbietet, die von ihrem Glück gar nichts wissen. Und wer hat's eigentlich erfunden? Vielleicht dieser vertrauenerweckende Japaner im Arztkittel? »Dr. Franklin Takagi« soll er heißen, Erfinder des auf jahrhundertealtem Heilkräuter-Wissen fußenden modernen »Footpads«. Seltsam freilich ist, dass das Foto von Herrn Takagi aus einer Bilderagentur entstammt, in der Models für Symbolfotos posieren.

**Vierte Nacht:** Noch während der Tagesthemen begebe ich mich zu Bett. Inzwischen ist die Klebe-Aktion Routine: auspacken, aufkleben und dem Morgen entgegen schlafen. An den Anblick der schwarzen Füße und an ihre scheußliche Klebrigkeit freilich könnte ich mich nie gewöhnen. Müsste das Gift nicht allmählich abgeräumt sein? Eine Wirkung kann ich nicht erkennen.

Und was jetzt? Kurz vorm Ende der Kur fühle ich mich alleingelassen mit meinem Giftmüll. Ob ich erst mal eine Haaranalyse machen lassen sollte? So genau will man's vielleicht auch wieder nicht wissen. Oder wie wär's mit einer klassischen Fastenkur (die inzwischen ja auch von den meisten Schulmedizinern nicht nur geduldet, sondern empfohlen wird)? Oder ich bade mal wieder mit »basischem Badesalz«. Peter Jentschura aus dem Münsterland, Buch-Autor und Industriekaufmann, ist der Matador der Basen-Gemeinde, seine Erfindung verkauft sich weltweit und soll den Körper von Schlacken befreien. »Sogar das Gehirn kann verschlacken«, erklärt er der SWR-Journalistin Bärbel Merseburger-Sill; Schlacken seien Salze, die den Menschen übersäuern. Unumwunden beschreibt er, wen er da unter anderem im Blick hat: »100-Kilo-Frauen mit einer entsprechenden Sitzgelegenheit«, denen sehe man ja die Verschlackung rund um die Hüften schon an. Wissenschaftler kontern, im menschlichen Körper gebe es gar keine Schlacken; auch Chirurgen, die sich ihren Weg durch das menschliche Innenleben schnitzen, sind Schlacken noch nie begegnet. Das lässt den Groß-Basiker ungerührt: Die Leute, die so urteilen, sagt der Schnauzbart Jentschura, hätten einfach kein hinreichendes Wissen, um Urteile fällen zu können. So viel Chuzpe imponiert mir. Ich klicke mich durch seine Angebote – wer will schon stundenlang in der Wanne sitzen, um die Salze aus dem Münsterland wirken zu lassen? Wie wäre es mit in Salz getränkten Halswickeln? Oder basischen Strümpfen? Oder Achselkissen? Oder Leibwickeln? Andererseits: Ich wiege keine 100 Kilo. Und mit meiner Sitzgelegenheit komme ich auch ohne Entschlackung zurecht...

Aber wie wär's mit Detox-Yoga? Man kann sich drehen und wenden, wie man will – Yoga ist einfach für alles gut, sagt man. Vor allem Übungen, bei denen man sich nach vorne beugt, »wirken wie eine innere Massage«, schreibt irgendwer in »Fit for Fun«. Bevorzugt Schilddrüse und Darm, Leber und Milz werden da durchgewalkt, dass die Gifte nur so aus dem Körper flüchten. Besonders detoxend soll zum Beispiel »Bikram Yoga« (eine Art Sauna-Übung) sein. Bei 40 Grad Zimmertemperatur soll man Muskeln und Sehnen derart aktivieren, dass der Schweiß in Strömen fließt, und sämtliche Giftstoffe fließen mit.

**Fünfte Nacht:** Vorm Einschlafen erinnere ich mich an eine der ulkigsten Juxnummern des begnadeten Erich von Manger: »Der letzte Fango«. So fühle ich mich jetzt, bevor ich meinen Füßen den finalen Wickel verpasse. Morgens um sechs ist meine Welt schon in Unordnung: Wieder schwarze Füße. Aber ich bin stolz, dass ich den Tinnef hinter mich gebracht habe. Heute Abend gönne ich mir ein Glas Weißwein. Oder zwei. Soll ja auch entgiftend wirken. Jedenfalls fürs Gemüt.

# Das Mysterium der Nadelstiche

**Was bringt Akupunktur? Und tut das weh?**

**Kann man sich das vorstellen: Da sticht uns jemand eine Nadel in einen Zeh – und wenig später sind wir unsere Kopfschmerzen los? Manches übersteigt unsere Vorstellungskraft, was die Akupunktur, die wichtigste Waffe der Traditionellen Chinesischen Medizin, mit uns anstellt. Willkommen zu einem Ausflug zu fernöstlichen Mythen, verborgenen Energie-Leitungen in unserem Körper und zu Nadelstichen, die besser wirken sollen als viele Schmerztabletten.**

G schaut sich das Beweisfoto noch mal an. »Das soll mein Rücken sein?«, denkt er mit einem Anflug von Ekel. Sieht aus, als wäre ein kleiner Schaufelbagger drübergeschreddert; links und rechts der Wirbelsäule hat er blutrote Kettenspuren übriggelassen. Aus dem Schlachtfeld ragen dünne Nadeln, G zählt: acht. So sieht's also aus, wenn man sich der Traditionellen Chinesischen Medizin hingegeben hat. »Sagen Sie Ihrer Frau«, sagt die Frau, die ihm das angetan hat, »dass ich Sie nicht misshandelt habe.« Tja, das dürfte nicht ganz einfach werden, denkt G.

Zwei Wochen zuvor. D und G haben eine kleine Praxis »für Chinesische Medizin« in Frankfurt-Sachsenhausen betreten. Es empfängt sie Frau Dr. Anne Hardy, eine freundliche Erscheinung mit einem feinen Lächeln, schalkhaften Augen und einem Hang zu Halsketten aus Steingut. Die beiden Männer sind neugierig auf die Frau, die schon so viel studiert und ausprobiert hat in ihrem Leben: Diplom in Physik, Wissenschaftsjournalistin, ausgebildete Heilpraktikerin, einen Doktortitel in Medizingeschichte, und dann auch noch das hier... Das Tonband blinkt, D kann kaum an sich halten: »Wie kommt man eigentlich dazu, sich mit Akupunktur zu beschäftigen?« Frau Hardy lacht kurz auf: »Mein Sohn hatte damals eine Leidenschaft – das Kung-Fu-Training. Sein Lehrer war zugleich Akupunktur-Lehrer. Als ich das kennenlernte, war ich sofort begeistert.«

G: »Wenn der heutige Patient sich vor seiner ersten Behandlung über die ›Traditionelle Chinesische Medizin‹ (TCM) informieren will, geht er ins Internet und landet wahrscheinlich erst mal beim allwissenden Wikipedia. Dort wird ziemlich deutlich betont, dass die Methoden der TCM inklusive der Akupunktur durch die westliche Schulmedizin nicht anerkannt werden und deren Wirksamkeit nicht bewiesen sei. Warum soll der Patient Ihnen trauen?«

Frau Hardy: »Die Akupunktur ist in Wahrheit eines der am besten untersuchten komplementärmedizinischen Verfahren. Die Zahl der Publikationen ist in den letzten Jahren sprunghaft angestiegen und die Akupunktur findet auch immer stärker Eingang in die Leitlinien der westlichen Medizin; in diesen Leitlinien wird Akupunktur inzwischen für ungefähr 2.000 Indikationen positiv bewertet. Man überprüft das natürlich mit den Methoden der klinischen Forschung, und da gibt es auch einige Schwächen. Die Krankenkassen haben von 2002 bis 2007 drei große Studien zur Behandlung von Rücken- und Kopfschmerzen sowie Migräne finanziert. Da gab es standardisierte Akupunktur-Protokolle, und die Kontrollgruppe erhielt Schein-Akupunktur. Schein-Akupunktur ist natürlich eine schwierige Angelegenheit – was wollen Sie da machen? Sie können die Nadeln an Stellen stechen, die für Rücken- und Knieschmerzen oder Migräne nicht zuständig sind. Trotzdem passiert ja was im Körper, wenn man Nadeln einsticht. Bei der Migräne-Studie hat die Schein-Akupunktur-Gruppe fast so gut abgeschnitten wie die Interventionsgruppe, in der die richtigen Punkte gewählt wurden. Das Ergebnis dieser Studie war natürlich: Akupunktur funktioniert nicht; es ist ja egal, wo man die Nadel reinsteckt. Allerdings wurde dabei übersehen, dass Migräne äußerst kompliziert ist; sie kann unendlich viele Ursachen haben. Ein Knie ist simpel im Vergleich dazu. Eigentlich hätte man all die Migräne-Patienten unterschiedlich behandeln müssen – je nachdem, wodurch ihr Leiden verursacht wurde. Aber bei Knie- und Rückenschmerzen galt die Wirksamkeit der Nadelstiche als erwiesen, denn die Schein-Akupunktur konnte die Schmerzen nicht so gut lindern wie die korrekt gesetzten Nadeln.«

Frau Hardy ist im Vorstand des »Fachverbands für Chinesische Medizin« (AGTCM) für »medizinische Wissenschaft« zuständig. Der Verband hat dokumentiert, in wie vielen deutschen Hochschulen und Kliniken TCM inzwischen erforscht wird. Die deutschen TCM-Mediziner Prof. Carl-Hermann Hempen und Dr. Josef Hummelsberger schreiben, die TCM sei »heute das umfassendste, weltweit am weitesten verbreitete traditionelle Medizinsystem«. Und: »Die TCM scheint aus der Grauzone des rein Mystischen herausgetreten zu sein, sie kann Chancen für eine bessere Patientenversorgung bieten.« Im Bundesgesundheitsblatt (7. April 2020) listen die beiden TCM-Ärzte auf, wofür das Nadeln gut sein soll: Die Sinnhaftigkeit einer Behandlung von chronischem Knieschmerz und Rückenschmerzen werde inzwischen sogar von den gesetzlichen Krankenkassen anerkannt (und teilweise bezuschusst). In den »Leitlinien« des AWMF, des Dachverbandes von über 180 Fachgesellschaften der Medizin, wird Akupunktur obendrein zur Therapie von Migräne und Kopfschmerzen empfohlen; auch ihre Erfolge im Kampf gegen Allergien sind hinreichend erforscht. Die AGTCM benennt die Problemfelder, auf denen der Nadel-Einsatz besonders erfolgreich ist: post-operative und Tumor-Schmerzen, Übelkeit und Erbrechen (auch als Folge bei Chemotherapie), Heuschnupfen, Burnout, Erkältungen, Reizdarm, Morbus Crohn, Schlafstörungen, Stress …

G: »Haben Sie sich mal angeschaut, was Wikipedia über TCM verbreitet?«
    Frau Hardy: »Nee, da ärgere ich mich nur.«
    G: »Ist doch halb so schlimm, das können Sie sich ja dann wieder wegnadeln. Funktioniert das überhaupt, so eine Selbst-Therapie?«

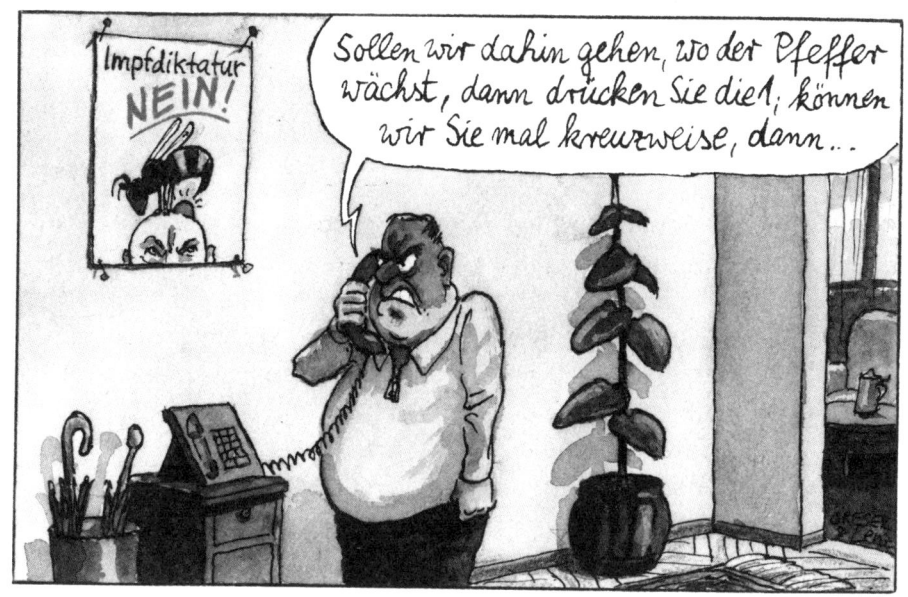

*Hotline für Impfverweigerer*

Frau Hardy: »Ich gehe lieber zu einem Kollegen. Außer manchmal, wenn ich einen großen Stress spüre, weil mir irgend etwas bevorsteht – dann nadele ich mich schon mal selbst, zur Beruhigung.«

G: »Wo stechen Sie sich dann?«

Frau Hardy: »Hier, am höchsten Punkt des Kopfes. Das ist nach der chinesischen Vorstellung der Punkt, der am stärksten mit dem Kosmos verbunden ist. Das ist ein sehr beruhigender Punkt. Ein anderer ist hier zwischen den Augenbrauen...«

G: »Sie sollten ja eine ›Punkt-Landung‹ hinlegen beim Nadeln. Erste Frage dazu: Wie viele Punkte kennen Sie eigentlich auswendig?«

Frau Hardy: »Jeder hat im Lauf der Jahre Lieblingspunkte, von denen man weiß, dass sie gut funktionieren. Insgesamt gibt es ungefähr 360 Akupunkturpunkte, außerdem sind da noch diese speziellen Akupunktur-Systeme, die wie eine Art Geheimwissen in Familien weitergegeben werden, vom Meister zum Schüler, und irgendwann sind sie öffentlich geworden.«

G: »Gehen wir noch mal zurück zu Ihrem Unbehagen, Sie nadeln sich selbst am Kopf. Wie treffen Sie die Stelle?«

Frau Hardy: »Ich fühle die. Eigentlich muss man den Schädel ausmessen. Moment ...«

Schon springt sie auf und holt ein Schädelmodell aus einem Regal. »Man misst hier – vom vorderen Haaransatz bis dorthin, wo das Haar am Hinterkopf anfängt, so ... Und da muss man die Mitte treffen. Dann einen Daumenbreit nach vorne, dann hat man's.«

G: »Klingt ja wirklich wie eine exakte Wissenschaft. Schauen Sie meinen dicken Daumen an und Ihren!«

Frau Hardy: »Es geht ja auch um meinen Schädel.«

D: »Wie genau muss man den Punkt denn treffen?«

Frau Hardy: »Es gibt den berühmten Punkt Perikard 6, der bei Übelkeit und Seekrankheit zum Beispiel gestochen wird. Der liegt zwei Daumenbreit vom Handgelenk entfernt, zwischen den beiden Sehnen. Wenn ich die Nadel nur um ein oder zwei Millimeter verschiebe, macht das im Empfinden der Patienten einen riesigen Unterschied aus. Wenn ich den Punkt exakt treffe, strahlt das in den Mittelfinger aus. Interessanterweise hat aber eine Studie, bei der erfahrene Akupunkteure gebeten wurden, den Punkt zu lokalisieren, einen etwa fünf Cent großen Kreis ergeben. Auch innerhalb dieses Kreises hat der Perikard 6 noch Wirkung. Übrigens ist es dafür wichtig, dass der Therapeut in einem ausgeglichenen Zustand ist. Wir arbeiten mit unserem Qi – und mit dem Qi des Patienten.«

Kaum versucht man, die Handgriffe der Therapeutin zu begreifen, schleudert sie einen geheimnisvoll klingenden Begriff ins Zimmer: Was ist Qi? In der Lehre des Daoismus, auf die sich in China vieles gründet und die auch der Heilkunst die philosophische und weltanschauliche Grundlange schafft, ist Qi ein zentraler Begriff. Qi ist Energie, Qi ist Lebenskraft. Sie fließt durch alles, was kreucht und fleucht – vom Wachstum der Pflanzen über die Kraft einer Mutter bis hin zum Organ der Leber, das als Zentralgestirn zur Verteilung des Blutes im Körper betrachtet wird.

D: »Muss man sich, wenn man die Heilkunst so praktiziert wie Sie, auch auf die philosophischen Grundlagen – auf den Daoismus – einlassen? Ich denke an die anthroposophische Medizin, der ja das Menschenbild von Rudolf Steiner zugrunde liegt. Oder kann man diesen Zusammenhang vernachlässigen?«

Frau Hardy: »Nein, das kann man nicht. Ich bin ja Medizin-Historikerin und weiß, dass medizinische Systeme immer in bestimmten gesellschaftlichen Kontexten gelehrt werden und entstehen. Die Ausbildung war bei mir im ersten Jahr sehr stark darauf ausgerichtet, die chinesische Kultur zu verstehen und den Kontext, in dem das medizinische System entstanden ist. Das medizinische System kann man eigentlich nur verstehen, wenn man die Prinzipien begreift, die dahinterstehen.«

D und G haben den Schreibtisch von Frau Hardy stets im Blick. Er ist gut gefüllt, ätherische Öle stehen neben einem Wecker, eine Kalligraphie von »eiab«, einem europäischen Institut für angewandten Buddhismus. Handgeschriebene Notizzettel. Zentraler Blickfang aber ist eine porzellanfarbene Frauenfigur, deren Körper vom Scheitel bis zu den Füßen bemalt ist mit schwarzen, gelben und blauen Linien, mit Zahlen und Querstrichen – ein dreidimensionaler Lageplan für die Einstichpunkte der Nadel-Medizin und deren einstweilen rätselhafte Verbindungslinien.

Jede Zahl an der Akupunktur-Puppe steht für einen Nadel-Punkt. Die Linien stehen für »Meridiane«, die sich längs des Körpers ziehen – vom Kopf über den Rumpf und die Arme bis in die Fingerspitzen, längs der Beine bis in die Fußspitzen. Die Akupunktur-Punkte liegen allesamt auf diesen Meridiane genannten Leitlinien. Die Nadel-Lehre besagt: Über diese Energie-Leitungen erreicht man auch weit entfernt liegende Krankheitsherde. Über eine solche Leitung kann ein treffsicher gesetzter Stich in den Fuß demnach auch der im Kopf wütenden Migräne den Garaus machen – eine Art Fernheilung.

G: »Sie sagen, dass die chinesische Medizin eher das Individuum betrachtet als die westliche Schulmedizin. Was genau meinen Sie damit?«

Frau Hardy: »Zum einen gibt es in der TCM immer eine ausführliche Anamnese, auf Basis eines Fragebogens. Es kann zum Beispiel sein, dass zwei Menschen mit Knieschmerzen zu mir kommen, die aber beide vollständig unterschiedlich behandelt werden – in Abhängigkeit von der Vorgeschichte, von Erkrankungen, von Ereignissen, die die Knieschmerzen ausgelöst haben, und ob sie chronisch oder akut sind.«

G: »Was ist der wesentliche Unterschied in der Vorgehensweise der westlichen Medizin? Sind die Verfahren allesamt standardisierter?«

Frau Hardy: »Es gibt ja die Leitlinien, die Medizinern Entscheidungshilfen für die Behandlung geben. Bei einer Kniegelenks-Arthrose zum Beispiel wird die Behandlung eskaliert – man beginnt mit Einreibungen, häufig parallel dazu Physiotherapie. Sodann werden NSAR-Medikamente verschrieben, Ibuprofen, Diclofenac und Konsorten. Wenn das nicht hilft, wird gerne mal Cortison oder Hyaluron injiziert – und am Ende steht die Operation. Dieses Schema wird auf alle Patienten angewendet und dabei steht das Knie im Mittelpunkt.«

D: »Ist Ihr Hauptvorwurf an die westliche Medizin, dass dort vor allem Medizin-Ingenieure oder -Klempner tätig sind, die den Menschen nicht sehen?«

Frau Hardy: »Ich glaube, es liegt sehr stark daran, dass das System die sprechende Medizin nur wenig belohnt. Dafür gibt es kaum Honorar. Viele Ärzte können gar nichts dafür, viele leiden darunter, viele werden zynisch. Außerdem ist die Diagnostik, die ja vor allem auf Apparaten beruht, sehr stark technisiert worden. Das ist eine medizinhistorische Entwicklung. Früher war es auch im Westen üblich, den Patienten und sein Leiden mit allen fünf Sinnen zu erfassen: mit großen Hörrohren in den Menschen hineinzuhorchen, den Urin zu schmecken, den Puls zu fühlen ... In der Heilpraktiker-Ausbildung haben wir zwar gelernt, ein Stethoskop einzusetzen – der Ausbilder hat aber bereits gesagt, dass das heutzutage kaum noch benutzt wird, um Herzerkrankungen zu diagnostizieren. Das EKG ist präziser. Aber das führt dazu, dass heute zunehmend die

Technik zwischen Arzt und Patient steht. Ich will aber zum Beispiel nicht, dass zwischen mir und dem Besucher ein PC steht. Dann starrt man auf den Bildschirm und tippt da irgendwie herum – statt den Menschen anzuschauen, seinen Gesichtsausdruck wahrzunehmen, die Farbe seines Gesichtes zu sehen, sein Verhalten, den Klang seiner Stimme ...«

D: »Ihre Disziplin heißt ja ›Traditionelle Chinesische Medizin‹. Sie haben uns erzählt, dass Sie japanische Nadeln benutzen. Ist China dennoch die alleinige Quelle der von Ihnen benutzten Medizin – oder ist das eher asiatisch?«

Frau Hardy: »Asiatisch. Das japanische System mag ich sehr. Das gilt vor allem für die Frauenheilkunde, meine Spezialisierung. Frauen sind sehr sensibel – zum Beispiel wenn sie schwanger sind, wenn sie ihre Menstruation haben. Deshalb verwende ich gern die dünneren japanischen Nadeln. Das japanische System ist zudem sehr stark palpationsbasiert, das heißt: Man ertastet mit den Händen Punkte am Körper, die druckschmerzempfindlich sind, und dann nadelt man Punkte, die diesen Druckschmerz aufheben. Dieses Vorgehen ist typisch japanisch; das ist viel sanfter. Die Chinesen benutzen tendenziell dickere Nadeln, und die Kollegen, die in China gelernt haben, sagen, dass die Chinesen ein stärkeres Nadelgefühl erzeugen, ihre Patienten wollen ›richtig was fühlen‹. Bei den japanischen Nadeln dagegen ist das oberflächlicher. Der Stich soll nicht so stark spürbar sein und trotzdem etwas bewirken.«

G: »Die Chinesen sind ja in der Kulinarik häufig auch etwas grobschlächtiger als die Japaner.«

Frau Hardy (lacht): »In der Tat. Das merkt man auch bei den Kampfkünsten. Beim japanischen Aikido geht es viel strenger zu als beim chinesischen Kung Fu.«

D: »Im Internet habe ich gelesen, dass es im Mutterland der TCM 250.000 Ärzte gibt, die chinesische Medizin praktizieren, aber 1,2 Millionen westlich ausgebildete Mediziner. Bedeutet das, dass die Chinesen ihrer eigenen Tradition nicht vertrauen?«

Frau Hardy: »Das kann man so nicht sagen. Natürlich gibt es sehr viele Krankenhäuser, die nach westlichem Standard arbeiten. Aber dort existieren häufig auch TCM-Abteilungen. In der Pandemie hat man sehr gut beobachten können, wie auch in China alles ausprobiert wurde, was Hilfe versprach – bei den Arzneien wurde auch auf den großen traditionellen Pflanzenschatz zurückgegriffen.«

G: »Angeblich hat Mao persönlich ja den Begriff TCM geprägt, im Wesentlichen aus zwei Gründen: Zum einen sollte jede Form der westlichen Kultur, die ja in China sehr invasiv auf dem Vormarsch war, zurückgedrängt werden; zum anderen war die TCM, für die ganze Heerscharen von sogenannten Barfuß-Ärzten im Einsatz waren, viel günstiger.«

Frau Hardy: »Ein zentrales Anliegen der chinesischen Medizin ist die Prävention. Der gute Arzt behandelt eine Krankheit, bevor sie manifest wird. Es wurde gelegentlich berichtet, dass früher wohlhabende Chinesen Ärzte engagiert haben, um ihre Familie gesund zu erhalten. Dafür gab es ein monatliches Salär; wenn jemand krank wurde, gab es Abzüge.«

G: »Kein schlechtes System.«

Frau Hardy: »Die ersten Akupunktur-ähnlichen Behandlungen gab es schon zu Zeiten der Urmenschen: Da wurde mit Knochen an passenden Körperstellen herumgestochert, glühende Holzscheite lieferten bei Bedarf Hitze. Die Akupunktur wurde übrigens nicht nur in China erfunden. Der Ötzi, die meistuntersuchte Mumie eines Steinzeitmenschen in Europa, hatte Male, die man mit Akupunktur-Punkten identifizieren kann.«

Ötzi, unser über 5.000 Jahre alter Vorfahr, war von Einstichen übersät. Die Forscher, die den Alpen-Methusalem untersuchten, hielten die Einstiche anfangs für Tätowierungen – am rechten Knie zum Beispiel, an der linken Achillesferse, am rechten unteren Brustkorb. Inzwischen sind die Wissenschaftler davon abgerückt, der alte Recke sei eitel genug gewesen, sich Verzierungen auf den Leib ritzen zu lassen. Vielmehr war er wohl von allerlei Krankheiten geplagt – Schmerzen im Brustkorb, Gallensteine, Arteriosklerose, Peitschenwürmer im Darm. Hat er Linderung in der vorzeitlichen Nadelung gesucht?

D: »Wie sieht eigentlich die praktische Akupunktur-Ausbildung aus? Übt man da erst mal an Strohpuppen?«

Frau Hardy: »Nee, aneinander. Im ersten Ausbildungsjahr muss man ja erst mal die Akupunktur-Punkte und deren Bedeutung lernen. Freitagsnachmittags – von 15 Uhr bis in die Abendstunden – fanden immer Lokalisierungsübungen statt. Da übt man mit einem Partner, malt mit Kajalstift die Punkte an, und das wird dann von den Lehrern überprüft.«

D: »Kostet es Überwindung, in andere Menschen reinzustechen?«

Frau Hardy: »Vielleicht am Anfang. Da gibt es ja auch Nadelkissen, an denen man üben kann. Und es passieren natürlich auch heroische Dinge. Da erzählt einem schonmal eine Mit-Studentin, dass sie am Wochenende einen Migräneanfall hatte, ›da habe ich mir hier (deutet auf die Stirn) und da (auf den Hinterkopf) eine Nadel gesetzt...‹ Alles, was bei drei nicht auf den Bäumen ist, wird in dieser Phase genadelt. ›Hast du ein Problem – komm mal her...‹ Familie, Freunde – alle müssen herhalten.«

D: »Ab welcher Tiefe stößt man auf Blut?«

Frau Hardy: »Manche Menschen haben zum Beispiel Besenreiser, wenn man da unglücklich sticht, kann man schon in sehr geringer Nadeltiefe auf Blut treffen. Im Brustkorb muss man sehr aufpassen, dass man nicht zu tief sticht und die Lunge trifft. Wenn jemand sehr schlank ist, muss man vorsichtig sein.«

G zu D: »Keine Gefahr bei dir.«

Frau Hardy: »Neulich hatte ich einen Patienten, bei dem hat selbst meine längste Nadel nicht gereicht.«

D: »Was bedeutet das in Millimetern?«

Frau Hardy (kramt einen Pappkarton hervor): »40 Millimeter.«

D: »Aber die stechen Sie nicht voll rein?«

Frau Hardy: »Wenn einer einen dicken Bauch hat... Man muss sich auf das Nadel-Gefühl verlassen. Man sticht hinein, und dann dreht man die Nadel so...«

G: »Bis er schreit...«

Frau Hardy: »Nein, bis er sagt: Jetzt spüre ich was. Wenn man Energie reinbringen will, dreht man die Nadel im Uhrzeigersinn, wenn man eher beruhigen will, in der Gegenrichtung... Es gibt verschiedene Möglichkeiten, die Nadel zu manipulieren. Man kann am Schaft kratzen, man kann sie auf- und abwärts bewegen, man kann sie elektrisch stimulieren...«

G: »Sie haben soeben etwas diabolisch gelächelt. Sind Männer ängstlicher als Frauen?«

Frau Hardy: »Ja, durchaus, bei Männern muss man wirklich aufpassen.«

G will mal provozieren und fragt: »Gibt's auch was, was die Akupunktur nicht kann?«

Frau Hardy: »Akupunktur ist gut, um Qi zu bewegen und um Blut zu bewegen. Qi-Stase und Blutstase sind das, was Schmerz verursacht. Wenn aber zum Beispiel jemand nach einer Chemotherapie völlig ausgezehrt ist und überhaupt keine Energie mehr hat – den würde ich nur sehr ungern nadeln. Da kann nichts fließen. Da würde ich eher mit Moxa arbeiten, damit kann man wieder Energie in den Körper bringen. Dazu verwendet man brennendes Beifuß-Kraut, manchmal auch Moxa-Zigarren...«

Da werden die beiden Männer lebendig. »Zigarren, aha«, sagt D. Und G wünscht zu wissen: »Haben Sie welche da?« »Ich weiß nicht, ob Sie die wirklich rauchen wollen«, sagt Frau Hardy und zieht aus einer Schublade eine Schachtel mit dunkelbraunen Kolben. »Die stinken fürchterlich«, warnt sie. Ihre Moxa-Behandlungen legt sie gern in die Abendstunden – dann sind die übrigen Praxen in diesem medizinischen Zentrum bereits verwaist, »und ich kann ja danach die Fenster aufreißen«. Jetzt nestelt sie kleine Beifuß-Büschchen hervor – »das ist nicht das Kraut, das man an den Gänsebraten tut« – und erläutert, wie das Kraut entzündet wird und die Nadel erhitzt... »Wenn hier mal zufällig ein Fixer vorbeikommt«, ahnt G, »denkt er vermutlich, dass er dem Paradies ziemlich nahe ist.«

Die Moxibustion ist die heiße Schwester der Akupunktur – in China werden die beiden verwandten Therapieformen »Zhen Jiu« genannt, »Nadeln und Brennen«. Dabei wirkt »die Moxa« wie ein Nadel-Turbo auf die Akupunktur-Punkte. Die Hitze kommt durch glimmendes »Moxa-Kraut« ins Spiel – eine besondere Art von getrocknetem Beifuß. Die Hitze des Krauts kann auf unterschiedliche Weise in die Akupunktur-Punkte eindringen: Nadeln können durch das Feuer erhitzt werden. Das Kraut kann auf Moxa-Kegeln direkt über dem Einstichpunkt verfeuert werden. Oder man nutzt das zu einer Zigarre gerollte Beifuß, gibt Feuer und nähert die Zigarrenspitze dem anzusteuernden Akupunktur-Punkt, bis es heiß wird. Wer es noch feuriger mag, kann das glühende Beifuß auch direkt auf die Haut legen – das kann aber zu Verbrennungen führen. Die Prozeduren sollen des Öfteren wiederholt werden und den Energiefluss des bereits bekannten Qi anregen.

Genug geredet, jetzt wird gehandelt. Wie fühlt sich das an, wenn man Akupunktur am eigenen Körper ausprobiert? G kehrt wenige Tage später in die Praxis zurück. Am Anfang steht das Vorgespräch. G erzählt über Rücken- und Nackenprobleme nach Jahrzehnten währender Schreibtischarbeit. Im Knie spürt er auch manchmal was, in den Handballen, in Fingergelenken. »Keine wirklichen Schmerzen, aber Ahnungen von Schmerz.« Frau Hardy wiederholt andächtig. »Eine Ahnung von Schmerz. Ist das wetterabhängig? Kälte, Feuchtigkeit?« »Das mag sein, feuchte Kälte habe ich nicht mehr gern.« Außerdem plagen ihn Phasen von Allergie, »Frühblüher«, die Haselnuss lauert schon im Januar. Und Hausstaub, »da stehen halt viele Bücher rum, die ich natürlich nicht täglich abstaube«.

Frau Hardy schlägt vor, zunächst eine Zungen- und Puls-Diagnose durchzuführen, um sodann »ein paar Punkte abzutasten«. Sie bereitet ein Notizblatt vor, dann greift sie nach seiner linken Hand, tastet umher, drückt. »Wir kennen verschiedene Puls-Positionen, aus denen wir unterschiedliche Informationen erhalten. In der westlichen Welt kennt man nur die eine Position. Es gibt den oberflächlichen, den ich jetzt fühle, den tiefen und den mittleren Puls.

Und man spürt verschiedene Pulsqualitäten, die etwas über Anspannung, Feuchtigkeit, Hitze oder Kälte im Körper aussagen.«

Die Pulsdiagnose, lesen wir, ist zentral für die TCM, weil damit der Zustand des Herzens ertastet werden kann. Das Herz wird als Zentralorgan des Menschen betrachtet, es ist über die Blutzirkulation mit jeder Ecke des Körpers verbunden und außerdem Sitz des Geistes. Jeder Pulsschlag verrät dem Therapeuten, was los ist mit dem Gegenüber. Bei der oberflächlichen Diagnose werden die Finger nur leicht auf die Arterie gelegt, mit der mittleren und tiefen Diagnose wird entsprechend fester auf die Arterie gedrückt.

Frau Hardy: »Wenn ich fest drücke, spüre ich eine Spannung. Jetzt ertaste ich den Leberpuls. Die Leber ist das Organ, das die Energie im Körper verteilt. Die Leber gerät bei unserer Lebensweise am ehesten unter Stress. Da spüre ich etwas bei Ihnen.«

Ist klar, denkt G, dass man bei einem Journalisten erst mal Leber-Stress ertastet. Aber die westliche Medizin betrachtet die Organe anders, als die TCM die Funktionskreise der Organe wahrnimmt. »Die Niere zum Beispiel«, doziert die Frau, »trägt in sich die Lebensenergie, die den Menschen am Anfang mitgegeben wird – manche würden sagen: Das ist die genetische Ausstattung; das Bankkonto, das man am Anfang des Lebens hat. Das kann bei dem oder der einen größer sein, bei anderen kleiner. Jene, die mit einem großen Bankkonto auf die Welt kommen, können entsprechend exzessiver leben – die können Schichtdienst machen oder Nächte durchfeiern, das macht denen nichts. Die mit den kleineren Bankkonten müssen dagegen von vornherein etwas besser haushalten.«

Frau Hardy: »Jetzt bitte mal die Zunge rausstrecken.«
   G: »Soll man doch nicht.«
   Natürlich ist G dennoch gehorsam. Frau Hardy: »Haben Sie kürzlich Kaffee oder Tee getrunken, wodurch der Belag verfärbt worden sein könnte?« »Nee«, sagt G und denkt: Was hat sie da jetzt

entdeckt? Sieht meine Zunge aus wie Kaffeesatz? Oder grün wie Grüntee, den ich sowieso nur beim Fasten oder im Krankheitsfall in mich reinließe?

Frau Hardy: »Wenn die Zunge ein wenig schlauchbootartig ist, mit höherstehenden Rändern, ist das auch ein Zeichen von Stress. Ansonsten kann man an der Farbe vieles erkennen. Menschen, die gern und viel Alkohol trinken, haben eine knallrote Zunge. Managertypen, die schnell auf 180 sind, kriegen häufig einen gelben Zungenbelag. Wenn jemand stark erkältet ist, hat er einen dicken weißen Belag. Oder eine blasse Zunge – genau wie jemand, der energiearm ist. Wenn sich jemand schlecht ernährt, wird die Zunge an den Rändern schlaff. Das ist bei Ihnen alles nicht der Fall. Das sieht alles ganz gut aus. Dann können Sie sich hinlegen.«

Auf der Liege ist die Heizdecke bereits vorgeglüht, das gefällt G. Schuhe und Hose müssen weg, er macht sich rücklings flach, dann beginnt die Tast-Analyse.

Frau Hardy: »Ich fange mal oben an.« Frau Hardy tastet sich längs unsichtbarer Linien über Arme, Brust, Bauch. Es tut nichts weh, manchmal spürt G ein wenig Druck. Zum Beispiel an einem der Lungen-Punkte (die auch für den Heuschnupfen zuständig sind). »Sie sind zu gesund. Ich mache mal am Rücken weiter.« Pullover und T-Shirt müssen ebenfalls weg, wenig später liegt G auf dem Bauch, für die Luftzufuhr zur Nase gibt's eine Aussparung in der Liege.

Frau Hardy: »Ich mache jetzt erst mal eine Schabemassage, über den ganzen Rücken, mit dem Jadestein.« Erst wird der Rücken mit Arnika-Öl eingerieben, dann kommt der gebogene Jadestein zum Einsatz. »Wenn's zu hart wird, bitte melden«, sagt Frau Hardy. Schon drückt sie den Stein mit erstaunlicher Kraft rechts neben der Wirbelsäule und presst ihn abwärts. »Oh«, sagt sie, »das wird hier ruckartig rot. Das wird für ein paar Tage tiefrot bleiben.« »Ich spür's«, sagt G, »eben treffen Sie voll ins Leben. Was passiert da jetzt?«, will er wissen. Frau Hardy spricht über verspannte Muskelzellen, die bei der Behandlung platzen, »wodurch es diese Einblutungen gibt. Es gibt Therapeuten, die überzeugt sind, dass das wie eine Eigenblut-Therapie wirkt, weil das Gewebe dieses Blut wieder aufnimmt. Es nimmt in jedem Fall Spannung heraus«. »Sehr schön«, lobt sie außerdem. G: »Der Einsatz lohnt sich also?« »Unbedingt«, sagt sie. Jetzt ist sie zur linken Seite übergegangen, »hier ist nicht so viel los«, sagt sie. Und dann ist die Schabemassage auch schon fertig.

»Gua Sha« heißt die Schabemassage auf Chinesisch und ist in der asiatischen Volksheilkunde weit verbreitet. Gua heißt Schaben, Sha wird mal mit »akute Krankheit«, mal mit »Sonnenstich«, mal mit »Cholera« übersetzt.

Frau Hardy tastet wieder. Von den Waden aufwärts drückt sie herum, »ist das unangenehm?« Nein, es ist nichts unangenehm. Schon beugt sie sich wieder über den Körperteil, dem sie eben den Stein zu spüren gab. Sie tastet sich längs der Wirbelsäule, »da spüre ich ein bisschen was«, sagt G – und schon wird genadelt. »Ich drehe die Nadel entgegen dem Uhrzeigersinn, um die Spannung herauszuheben.« Von diesem und den folgenden Nadelstichen spürt G nahezu nichts.

Frau Hardy: »Wir sind jetzt in der komfortablen Situation, dass wir über den Rücken die Organe direkt erreichen können. Ich möchte die Lunge stärken, was auch für den Heuschnupfen gut ist.« G: »Was bedeutet das: die Lunge stärken?« Frau Hardy: »Ich setze die Nadel an einen Punkt, der direkt mit der Lunge korrespondiert. Normalerweise beeinflusst der Akupunkteur das gesamte Leitbahn-System, das mit den Organen verbunden ist – aber hier haben wir einen Punkt, der in direkter Verbindung steht. Bei den Akupunktur-Punkten neben der Wirbelsäule ist das der Fall. Ich gehe jetzt auch noch zu den Herzpunkten hinunter – sie haben ja Bluthochdruck. Ich peile jetzt auch die Nieren an, weil die verbunden sind mit Rückenschmerzen, Gelenkschmerzen, Knieschmerzen.« G: »Kann das sein, dass Sie meinen gesamten Rücken vernadeln?« Frau Hardy lacht und hat schon den nächsten Punkt im Visier: »Ich möchte noch versuchen, die Leber zu harmonisieren, weil der Puls ziemlich stark war... So. Haben Sie genug?« G: »Das Nadeln ist überhaupt keine Tortur.« Frau Hardy macht ein Foto. Die Nadeln bleiben mindestens 20 Minuten im Körper, Frau Hardy empfiehlt für diese Zeit Stille. »Man wird ja andauernd berieselt; da kann es nicht schaden, mal eine Zeit mit sich allein zu sein.« Das kommt G ziemlich asiatisch vor, gefällt ihm aber besser als irgendeine esoterisch dahinwogende Klingklang-Musik.

Die 20 Minuten sind vorbei. Plötzlich steht Frau Hardy wieder neben der Liege. »Die Behandlung heute«, erläutert sie, »ist wie einmal Standgas hochfahren, Sie wollten ja die Wirkung der Akupunktur kennenlernen. Dadurch sind alle Organe angesprochen worden. Das kann ein bisschen Tumult in Ihnen erzeugen. Gefühlsausbrüche. Wilde Träume. Sie sollten viel Wasser trinken, um das aus Ihrem Gewebe auszuschwemmen. Wichtig ist, dass kein Wind an Ihren Rücken kommt.« G: »Ist ja angesichts des derzeitigen Pullover-Wetters auch eher unwahrscheinlich.« Frau Hardy beendet die Behandlungssession mit einer dieser blumigen fernöstlichen Weisheiten, die den schlichten Westmenschen becircen können: »Die Chinesen sagen: Der Wind ist die Speerspitze der 1000 Erkrankungen.« Klingt schon mal sehr viel magischer als zum Beispiel »Infektion der oberen Atemwege«. Der Wind (Feng) gilt den Chinesen als führendes Übel. Durch die offenen Poren dringt er unter die Haut und verbreitet Kälte; sind die Poren geschlossen, lässt er uns auch keine Ruhe, sondern beschert uns Fieber und Unwohlsein. Der Wind, des Teufels Kind, weht Husten, Schnupfen, Benommenheit zu uns hinüber, wächst sich aber auch gern als »innerer Wind« zu schlimmeren Beschwerden aus. Dann schenkt er uns Ungemach wie Schwäche, Lähmungen, nervöse Zuckungen, Ohnmacht, unscharfe Sicht...

Schluss jetzt, wir wollen ja den deutschen Sylt-Urlauber nicht erschrecken. Bis eben galt die »steife Brise« noch als Sturmspitze des Insel-Genusses – in Wahrheit soll sie unser Feind sein? Na ja, wer weiß: Vielleicht sind Chinesen einfach empfindlicher als Germanen...

»Wie war's«, fragt D zwei Tage nach der Akupunktur, »auf dem Foto sieht es aus wie Folter.« G berichtet fast ein wenig euphorisch: »Die Behandlung war nahezu schmerzfrei. Ich fühle mich gut. Besser als zuvor. Meine Dauermüdigkeit ist futsch, bin frühmorgens schon energiegeladen. Auch die Allergie ist besänftigt – keine Tränen mehr, kein Niesen. Nur die versprochenen wilden Träume sind ausgeblieben.«

»Du hast'n Stich«, sagt D. »Ja, genau«, antwortet G.

**Gesprächspartnerin:**
Gleich nach dem Abitur schien der Lebensweg von **Anne Hardy** (Jahrgang 1965) vorgezeichnet zu sein: Medizin wollte sie studieren, machte Praktika hier und dort und besuchte allerlei Kurse – aber irgendwas schreckte sie ab: »dass nicht der Mensch im Mittelpunkt stand, sondern die Krankheit«. Der Bericht eines Zivis mag endgültig den Ausschlag gegeben haben. Der erzählte: »Ein Mann hatte eine Prostata-Operation vor sich und stand am Vorabend vorm Spiegel und sagte: ›Das ist mein letzter Tag als richtiger Mann.‹ Das hat mich sehr bewegt.« Auch dazu, erst mal andere Wege zu beschreiten. Erst studierte sie Chemie, dann (in Aachen) Physik, entdeckte den Journalismus und schrieb unter anderem für den Wissenschaftsteil der »F.A.Z.«. Studierte schließlich noch Wissenschaftsgeschichte an der TU Darmstadt; in dem Fach promovierte sie auch. Die beruflichen Stationen der Frau Hardy, von denen hier nur einige aufgezählt werden, hätten leicht für mehrere Menschenleben gereicht, bevor sie endlich die Traditionelle Chinesische Medizin (TCM) für sich entdeckte – durch den Kung-Fu-Trainer ihres Sohnes, der zugleich Akupunktur-Lehrer war. Weitere Ausbildungen folgten – wer sich heute zu ihr in Behandlung begibt, tritt also einer ziemlich universell gebildeten Therapeutin gegenüber.

# Brüh im Lichte dieses Glückes

**Wir fasten. Das bedeutet: heißer Tee, heiße Brühe, warmes Wasser**

Samstagabend, 31. Mai 2005, Eröffnung der Allianz-Arena in München. Vor acht Millionen Fernsehzuschauern soll Sarah Connor die deutsche Nationalhymne singen, singt aber: »Brüh im Lichte dieses Glückes.« Vielleicht wollte sie ja in Wahrheit einen Lobgesang auf das Fasten anstimmen, das hätte zweifellos gepasst: Heiße Brühe, heißen Tee, warmes Wasser, warme Säfte – mehr gibt's nicht, wenn man fastet. Wie schmeckt das? Kann man so was durchhalten? Was bringt es?

Drei Tage vor dem Start
Das Leben ist kein Zuckerschlecken. Davon war die Menschheit schon zu Beginn des vergangenen Jahrhunderts überzeugt. Was ist das Leben dann – Verzicht? Wir wollen's mal herausfinden, indem wir Heilfasten betreiben – nach Buchinger, wie die populärste Form der kulinarischen Kargheit in Deutschland genannt wird. Eine solche Fasten-Kur, lernen wir aus dem 100-seitigen Programmheft, sei eine »niederkalorische Trinkdiät«, bei der täglich maximal 500 Kilokalorien in flüssiger Form in den Verdauungsapparat fließen – Tees, Gemüsebrühen, Obst- und Gemüsesäfte. Die Deutsche Gesellschaft für Ernährung errechnete 2017 den täglichen Kalorienbedarf für Erwachsene wie folgt: Altersgruppe 19 bis 25 Jahre zwischen 2.400 und 3.100 Kalorien für Männer, zwischen 1.900 und 2.500 Kalorien für Frauen. 25- bis 51-Jährige: Männer 2.300 bis 3.000 Kcal, Frauen 1.800 bis 2.400 Kcal. 51- bis 65-Jährige: Männer 2.200 bis 2.800 Kcal, Frauen 1.700 bis 2.200 Kcal. 65 Jahre und älter: Männer 2.100 bis 2.800 Kcal, Frauen 1.700 bis 2.100 Kcal.

Erfunden hat das Heilfasten Otto Hermann Ferdinand Buchinger, 1878 in Darmstadt geboren, 1966 in Überlingen gestorben. 1917, so wird seine Geschichte erzählt, war der in Gießen promovierte

Arzt an Rheuma erkrankt. Zwei Jahre später machte er die Erfahrung, dass eine dreiwöchige Fastenkur ihm Linderung verschaffte: »Nach 19 Tagen war ich dünn, aber ich konnte wieder alle Gelenke wie ein junger Mann bewegen.« Die von ihm entwickelte Methode des Heilfastens setzte vor allem darauf, dass die Selbstheilungskräfte des Körpers infolge der inneren Reinigung in Marsch gesetzt werden. Sein 1935 veröffentlichtes Werk »Das Heilfasten und seine Hilfsmethoden« wurde zur Bibel der Fasten-Fans.

Ich versuche, mich innerlich einzustellen. Auf Seite 42 der Broschüre lässt mich eine Aufzählung (»Das sollten Sie im Hause haben«) erschaudern, darunter: ein Fastentagebuch, Wärmflasche, Kuscheldecke, Kerzen, Aromaöle, hochwertige Pflegeprodukte, »Lieblingsporzellan und schöne Gläser für Tee, Brühe, Säfte«. Klingt nach einem Wellness-Urlaub für gestresste Ladies.

**Zwei Tage vor dem Start**
Habe ich schon erwähnt, dass meine Frau ebenfalls fastet? Die nimmt natürlich alles äußerst genau und geht erst mal einkaufen, entlang der diversen Buchinger-Listen, vor allem: 7 Kilo Gemüse (Möhren, Stangensellerie, Kohlrabi, Pastinaken, Knollensellerie, Zucchini, Spitzpaprika), Obst (sehr viele Braeburn- und Boskop-Äpfel, Bananen, Kiwis). Glaubersalz. Kartoffeln. Kräutertee (Fenchel, Brennnessel, Zinnkraut, Löwenzahn). Diverse hochwertige Obst- und Gemüsesäfte.

Für sperrige Fasten-Typen wie mich haben die Buchingers stapelweise Aufmunterungstipps. Zum Beispiel: »Lächeln Sie.« Haha. »Kochen Sie sich Ihren Lieblingstee.« Habe ich schon erwähnt, dass ich gar keinen Tee mag? Und dann die Sinnsprüche! »Meine Ausdauer habe ich mir in dem Augenblick bewiesen, in dem ich mein Ziel erreicht habe.«

**Ein Tag vor dem Start**
Kollege D. will nicht mitfasten, schickt stattdessen ein als Aufmunterung gedachtes Zitat von dem vor über 50 Jahren verstorbenen

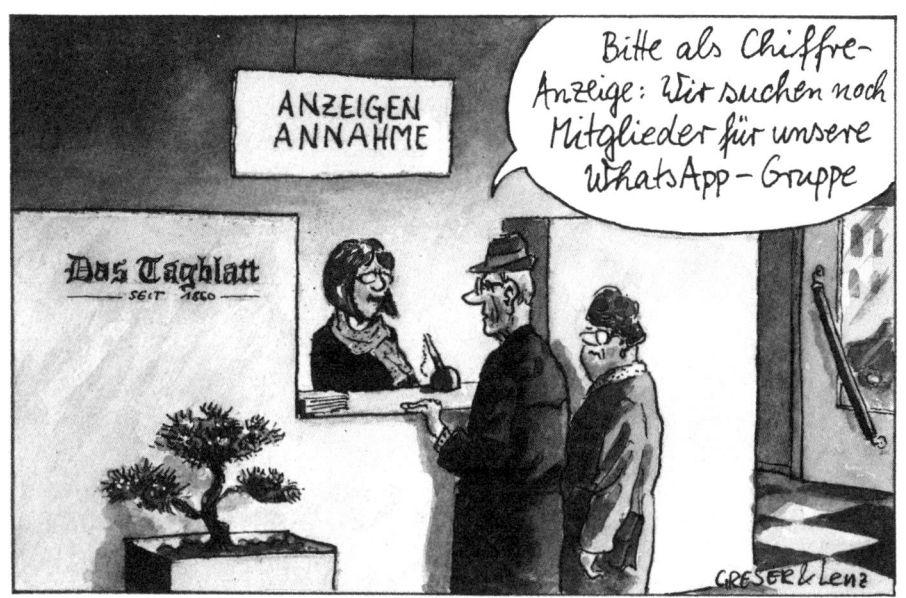

Wie weit ist die Digitalisierung in Deutschland?

New Yorker Komiker Joe E. Lewis: »Ich fing eine Diät an, hörte auf zu trinken und zu essen, und in vierzehn Tagen verlor ich exakt zwei Wochen.« Danke, Mr. D, das hilft echt.

Ich habe noch einen Essenswunsch frei und entscheide mich für Schöne Melusine – mit Käse überbackenen Blumenkohl, der auf einem Bett aus Hackfleisch und halbierten Tomaten thront. Dazu Reis. Und Weißwein. Das Rezept stammt angeblich von Clemens Wilmenrod (1906 bis 1967). Erinnert sich noch jemand an den Mann? Deutschlands erster Fernsehkoch (der freilich niemals das Koch-Handwerk gelernt hatte) bat das Fernseh-Publikum alle zwei Wochen zu Tisch, grüßte artig: »Ihr lieben, goldigen Menschen« – und dann legte er los. Den Toast Hawaii bescherte er den Deutschen, »Päpstliches Huhn«, »Spaghetti nach Art der schwarzen Carola« und ähnliche Delikatessen. Und: die Schöne Melusine.

Hat geschmeckt. Drei Gläser Sauvignon Blanc dazu, gibt ja lange nix.

Die nächsten zwei Wochen erhalten ihre Struktur durch den Fastenplan: Zu Beginn zwei »Entlastungstage«. Dritter Tag: Darmentleerung. Danach die eigentliche Fastenkur – sieben Tage lang. Am elften Tag: Fastenbrechen. Die letzten drei Tage: Aufbautage. Die Erfinder des Heilfastens raten dringend, auch bei einer Verkürzung des Fastens sowohl die Vorbereitungs- als auch die Nachbereitungstage beizubehalten. Andernfalls könnte der Magen-Darm-Trakt in erhebliche Unordnung geraten. Davon weiß D eine schaurige Melodie zu singen. Weil er am ersten Aufbautag einer früheren Fastenkur, der drei getrocknete Pflaumen und eine Scheibe Knäckebrot vorsah, einem perfekt rosa gegarten Rumpsteak nicht widerstehen konnte, wand er sich stundenlang in Krämpfen. Magen und Darm waren in heller Aufregung und wussten nicht, ob sie die unerwartete Vollkost behalten oder hergeben sollten. D kann sich an jeden Baumstamm erinnern, an dem er sich auf dem Heimweg würgend übergab – und das war noch die gnädigere Variante. Quälender waren die Momente, in denen der Körper die unverdauten Brocken im letzten Moment doch lieber behalten wollte: Man weiß ja nie, ob der Kerl nicht weiterfastet.

**Erster Entlastungstag**
Gleich nach dem Aufstehen stelle ich mich auf die Waage: 79,6 Kilo Lebendgewicht.

Frühstück: ein Apfel, geschält, entgegen den Empfehlungen vom Kerngehäuse befreit und in Scheiben geschnitten. Eine halbe Banane. Eine halbe Kiwi in Scheiben. Frisch gebrühter Tee. Wasser. Eine Tasse gebrühter Kaffee (ist eigentlich verboten). Nach dem Frühstück wird mir flau im Magen. Meckert da der Kaffee?

Mittagessen: Reis mit gedünsteten Möhren und Kräutersaitlinge. Kein Öl, kein Salz.

Die Mahlzeiten für die Fastenwoche werden bereitet: Sieben Kilo Gemüse schälen und zu einer Gemüsebrühe auskochen. Pro Kilo Gemüse ist ein halber Teelöffel Salz erlaubt, Kräuter darf man auch dazugeben. Ein Viertel des Gemüses wird püriert und unter die Brühe gerührt. Wir füllen 14 kleine Gefrierbeutel mit der Brühe, ab in die Kühltruhe – das wird das tägliche Mittagsmahl während der Fastentage.

Abendessen: Reis mit einer gewürfelten gedünsteten Tomate und gedünstetem Brokkoli. Die eiserne Regel wird durchgehalten: kein Öl, kein Salz.

Am Abend ist mir flau. Ich bin hungrig. Meine Frau ist schlecht gelaunt. Das kann ja heiter werden.

> Spruch zum Tage: Wenn man spät den Löffel abgeben will, muss man sich immer früh von Messer und Gabel trennen können.
> *Gerhard Uhlenbruck (Jahrgang 1929),*
> *deutscher Immunbiologe und Aphoristiker*

## Zweiter Entlastungstag

Die Waage misst 78,1 Kilo.

Nachts hatte ich kalte Füße, morgens ist mir abermals flau; ich habe Schmacht. Das Essensprogramm ist dasselbe wie am Tag zuvor. Nach dem Frühstück werde ich von einem Gefühl der Überfüllung geplagt, als hätte ich mir eine frühe Schweinshaxe einverleibt. Waren aber nur ein Apfel, eine halbe Banane, eine halbe Kiwi. Runtergespült mit Tee und Wasser.

> Spruch zum Tage: Mit vollem Magen lässt sich leicht vom Fasten reden.
> *Sophronius Eusebius Hieronymus (347 bis 420),*
> *bedeutender »Kirchenvater« der Spätantike*

## Tag der Darmreinigung

Die Waage misst 77,1 Kilo.

Ich bin hungrig. Zum Frühstück gibt's Tee und Wasser sowie einen Teelöffel Akazienblüten-Honig. Heute ist, pardon, ein Scheißtag. »Frühjahrsputz für Körper, Geist und Seele« nannte der NDR eine Reportage über das Fasten. Mal schauen, wie Geist und Seele reagieren, wenn heute der Verdauungstrakt grundgereinigt wird.

Bloß nicht schwach werden, bevor's begonnen hat. Was zwei Drittel der Landsleute schaffen, werden wir ja wohl auch hinkriegen! Laut forsa-Studie aus dem Januar 2021 haben 64 Prozent der Deutschen mindestens einmal für mehrere Wochen gefastet – das ist ein Anstieg um 25 Prozentpunkte seit 2012. An diesem Fasten-Hype würde der alte Grieche Hippokrates (ca. 460 bis ca. 370 v. Chr.) sicher seine Freude haben. Wie sagte er doch: »Die vornehmste ... und wirkungsvollste Art, Euren inneren Arzt wirken zu lassen, besteht im Weglassen aller Nahrung.«

Heute gibt's nichts zu essen, heute ist Gegenteil-Tag. Mittags würge ich eine große Tasse Wasser in mich hinein, darin aufgelöst: 35 Gramm Glaubersalz. Man soll sich fortan in der Nähe einer Toilette aufhalten. Komme, was da wolle ... Nicht vergessen: literweise Tee und Wasser trinken. Unter ästhetischen Gesichtspunkten sollte man diesen Tag schnell vergessen.

> Spruch zum Tage: Die Ehe ist in vielen Fällen lebenslängliche Doppelhaft ohne Bewährungsfrist und Strafaufschub, verschärft durch Fasten und gemeinsames Lager.
> *Jean-Paul Sartre (1905 bis 1980),*
> *französischer Dramatiker und Philosoph*

**Erster Fastentag**
Die Waage misst 76,0 Kilo.

Vergangene Nacht wurde ich von allerlei Trugbildern heimgesucht. Ein frisch gezapftes Bier. Gebackene Blutwurst mit gerösteten Zwiebeln, Kartoffelbrei und Apfelkompott. Ein Glas Weißwein. Ein Plateau Fruits de Mer ... Die Realität sieht natürlich anders aus. Nach meinem frühmorgendlichen kurzen Gang mit unserem Hund Kuno bin ich erschöpft wie nach einem 30-Kilometer-Marsch. Das Frühstück an diesem ersten echten Fastentag (eine Tasse Tee, jede Menge Wasser, einen Löffel Manuka-Honig) schaffe ich, danach schleppe ich mich ins Bett. Macht Fasten alt? Dankbar jedenfalls nehme ich das Angebot meiner Frau an, mir heute den Hunde-Marsch abzunehmen. Die Nahrungsaufnahme ist von heute an nur noch flüssig. Mittags: Die heiße Brühe wird mit einem kleinen Löffelchen verzehrt, damit's nach mehr aussieht. Schmeckt sogar. Außerdem Tee und Wasser. Am Nachmittag komme ich wieder zu Kräften. Das Abendmahl: ein aus Äpfeln, schwarzen Johannisbeeren, Himbeeren und Trauben gepresster »Direktsaft« ohne Zucker, ebenfalls mit dem Teelöffel einzunehmen. Tee & Wasser nicht vergessen!

> Spruch zum Tage: Jeder kann zaubern, jeder kann seine Ziele erreichen, wenn er denken kann, wenn er warten kann, wenn er fasten kann.
> *Hermann Hesse (1877 bis 1962) in seiner Erzählung Siddharta*

## Zweiter Fastentag

Die Waage misst 75,1 Kilo.

In der Nacht habe ich schon wieder geträumt: Auf einem Holzbrett lag, nein: thronte ein »Bauernkasten«, ein Bauernbrot in Kastenform. Ich schnitt eine Scheibe ab. Das Brotmesser glitt durch die Kruste, dass es nur so prasselte. Hauchdünn strich ich Butter auf das Brot (natürlich die gesalzene aus der Bretagne), biss hinein – Nein! Halt! Alarm! Erschrocken zuckte ich zurück und beschimpfte mich selbst. Die Diktatur des Fastens hat schon meine Träume erobert.

Heute geht's mir besser als gestern. Allerdings blicke ich den kulinarischen Höhepunkten des Tages mit gebremster Vorfreude entgegen. Zum Verzehr gibt es dasselbe wie am Vortag, also: Als Frühstück eine Tasse Tee, jede Menge Wasser, einen Löffel Manuka-Honig. Mittags: heiße Brühe. Zwischendurch und immerzu: Tee & Wasser. Abends: Saft.

> Spruch zum Tage: In der Fastenzeit verzichte ich übrigens auf alles, was dick macht: Waage, Spiegel, Skinny Jeans.
> *WhatsApp-Spruch*

**Dritter Fastentag**
Die Waage misst 74,3 Kilo.

Gleich, wenn der Hund seinen Morgengang hinter sich hat, gibt's wieder Frühstück. In Deutschland bedeutet das: das erste Stück Brot. Daraus wird natürlich nix. Die Briten waren leider schlauer: Breakfast bedeutet Fastenbrechen (»break the fast«). Das ist ein origineller Lebensansatz: Wenn jede Nacht Fastenzeit ist – stimmt ja auch: Man isst und trinkt naturgemäß nichts, wenn man schläft –, dann kann man's nach dem Aufstehen richtig krachen lassen. Zum Beispiel mit Porridge, laut Jamie Oliver schmeckt das so am besten: Leicht gesalzene Haferflocken in Milch weich köcheln, Whiskey drunterrühren; in geschmolzenem Zucker gewendete Haselnüsse und Erdbeeren zur Zierde über die Pampe rühren. Oder man gönnt sich gleich das »Full English Breakfast«: Bratwürste, Bacon, Blutwurst, halbierte Tomaten, Champignons (alles gebraten); dazu Spiegel- oder Rührei, Baked Beans und Toast. Ganz Hartgesottene gönnen sich dazu obendrein noch geräucherte Heringe...

Pardon, wir haben uns vergaloppiert. Zurück zur Wirklichkeit: Verzehrt wird dasselbe wie am Tag zuvor.

> Spruch zum Tage: Der Appetit kommt mit dem Essen, aber noch häufiger mit dem Fasten.
> *Willy Millowitsch (1909 bis 1999),*
> *Kölner Volksschauspieler*

**Vierter Fastentag**
Die Waage misst 74,2 Kilo.

Frühmorgens, vor dem dünnflüssigen kulinarischen Auftakt dieser Fastentage, fühle ich mich jedes Mal ausgelaugt. Da rutscht mir passenderweise ein Interview in der »F.A.Z.« vor die Augen: »Fasten bekämpft die Alterung« ist da zu lesen – im Text selbst, einem Gespräch mit der Schweizer Ärztin Françoise Wilhelmi de Toledo, Ehefrau des Buchinger-Enkels Raimund Wilhelmi, ist davon leider nur noch an einer Stelle die Rede, mit folgender Verheißung: »Nach dem Fasten, wenn die Nahrung langsam wieder eingeführt wird, verjüngt sich das Gewebe durch aktivierte Stammzellen und Proteinsynthese.« Aha. Wenn wir die Frau Wilhelmi de Toledo schon im Interview erleben – was tut das Fasten denn sonst so an Gutem? »Bei metabolischem Syndrom oder einer Fettleber kann das Fasten eine vollständige Normalisierung bringen. Chronisch entzündliche Erkrankungen wie Arthritis, sogar rheumatoide Arthritis, Allergien, Asthma werden positiv beeinflusst, Medikamente und Symptome reduziert, manchmal geheilt«, sagt die Frau, die auf vielfältige Weise mit dem Erbe und der Fortentwicklung des alten Herrn Buchinger befasst ist, unter anderem als Leiterin der Forschungsabteilung der Buchinger Fasten-Klinik am Bodensee. Und was kann das Fasten noch? In der »F.A.Z.« zählt die Schweizer Fachfrau auf: »Senkung des Blutdrucks, des Gewichts und des Bauchumfangs, Normalisierung von Fett- und Zuckerstoffwechsel sowie einen Neuaufbau des Mikrobioms im Darm.«

Ich bleibe bescheiden, warte aber noch auf die verheißene Fasten-Euphorie. Widme mich stattdessen der Trinkkur. Alles wie gestern.

> Spruch zum Tage: Von zu viel Essen kann man sterben, von zu viel Fasten kann man sterben.
> *Jüdisches Sprichwort*

## Fünfter Fastentag

Die Waage misst 74,0 Kilo.

Auch mit dem heroischen Verzicht lässt sich Geld verdienen: Das Heilfasten ist ein wachsender Wirtschaftszweig. Für die Kur daheim werden nicht nur Bücher und CDs angeboten, sondern auch komplette »Fasten-Boxen«, die das eigene Hantieren in der Küche reduzieren, dazu Saft-Sortimente, besonders sanftes Wasser. Und man wird auf Reisen geschickt: In die Lüneburger Heide und ins tiefste Bayern, an die Nordsee oder die Ostsee, nach Polen, Litauen und Ungarn, ins Allgäu und in die Eifel, in deutsche und österreichische Klöster. Auf Sylt, Mallorca und anderswo kann man zudem zum Fastenwandern aufbrechen. In der Rhön gibt's sogar ein Hotel, in dem die Fastenkur nach Buchinger »von freundlichen indischen

Therapeuten aus Kerala« begleitet wird. Fastenurlaub kann sündhaft teuer sein, kostet im Regelfall aber zwischen 600 und 1.000 Euro pro Woche – ohne Anreise. Dafür ist Vollpension inklusive. Selbstredend kann man den Verzicht auch noch teurer entlohnen. In Buchingers Flaggschiff-Tempel am Bodensee kosten zehn Tage zwischen 3.550 und 24.850 Euro.

Ich notiere: Selber fasten macht auch schlank. Und ist billiger. Getrunken wird auch heute, was auf den Tisch kommt – same procedure as yesterday.

> Spruch zum Tage: Wenn man nur einen Bissen Abendbrot isst, lebt man 99 Jahre länger.
> *Miguel de Cervantes Saavedra (1547 bis 1616), spanischer Schriftsteller (»Don Quijote«)*

### Sechster Fastentag
Die Waage misst 73,6 Kilo.

Würde uns doch mal interessieren, wie es bei Deutschlands Fasten-Propheten daheim zugeht. 40 Jahre lang hat der Buchinger-Enkel Raimund Wilhelmi die edle Klinik am Bodensee geleitet. »Ich bin meine eigene Zielgruppe, weil ich gern Schlachtplatten verdrücke«, hat er mal gesagt, und: »Ohne das Fasten würde ich wegen meiner disziplinlosen Lebensführung ziemlich verkommen.« Das Schweizer Boulevard-Blatt Blick beschreibt ihn im Frühjahr 2021 als »massig wie ein Kleiderschrank«, seine Frau Françoise Wilhelmi de Toledo hingegen als »feingliedrig und gertenschlank«. Sie über ihn: »Hätte ich seinen Lebensstil, wäre ich schon längst begraben.« Einmal im Jahr fastet der Enkel des Fasten-Gurus vier Wochen lang, weitere vier Wochen lang begrenzt er seine Nahrungszufuhr auf täglich 800 Kalorien. Die übrige Zeit haut er rein. Die Frau hat Verständnis für ihn: »Mein Mann wuchs im Milieu des Vegetarismus auf und musste als Kind mit Schwarzbrot und Birnen vorliebnehmen, während die anderen Kinder Schokolade aßen. Sprach er von Wurst, wurde ihm auf die Finger geklopft. Ich dagegen habe mich mit meiner Familie in Drei-Sterne-Restaurants an französischer Küche überessen.« Sie praktiziert Intervall-Fasten – Tag für Tag 14 bis 16 Stunden lang, vom Abend bis zum Mittag, gibt's allenfalls Wasser. Mittags und abends jeweils eine Mahlzeit.

Es gibt demnach einwandfrei Schlimmeres als mein bisschen Fasten. Dauert ja auch nicht mehr lang. Auch das heutige Tee-Brühe-Saft-Wasser-Angebot wird natürlich geduldig angenommen.

> Spruch zum Tage: Die Fastenzeiten sind Teil meines Wesens. Ich kann auf sie ebenso wenig verzichten wie auf meine Augen. Was die Augen für die äußere Welt sind, das ist das Fasten für die innere.
> *Mahatma Gandhi (1869 bis 1948), Pazifist und Anführer der indischen Unabhängigkeitsbewegung*

## Siebenter Fastentag
Die Waage misst 73,2

Kulinarisch bleibt alles beim Alten. Vorfreude macht sich breit: der letzte echte Fastentag. Den kriegen wir auch noch rum.

> Spruch zum Tage: Siehe da, was das Fasten wirkt. Es heilt die Krankheiten, trocknet die überschüssigen Säfte im Körper aus, vertreibt die bösen Geister, verscheucht verkehrte Gedanken, gibt dem Geist größere Klarheit, macht das Herz rein, heiligt den Leib und führt schließlich den Menschen vor den Thron Gottes...
> *Athanasius der Große (300 bis 373), Patriarch von Alexandria*

## Fastenbrechen
Die Waage misst 72,8.

Heureka, geschafft: Die reine Fastenzeit ist vorbei. Allerdings blicke ich missmutig auf die Waage. Seit dem Start der Fasten-Kur habe ich jetzt fast sieben Kilogramm verloren. Bin besorgt. Zur Kontrolle rufe ich im Internet, auf der Seite der Techniker Krankenkasse, den BMI-Rechner auf. Das Urteil: mein »Body Mass Index« beträgt 22,8 – »Sie wiegen zu wenig«. Vier Kilo soll ich zunehmen, um wieder an der unteren Marke des Normalgewichts zu landen. Sagt die Techniker!

Das Frühstück beim Fastenbrechen unterscheidet sich leider nicht von dem während der Fastentage: heißer Tee, Wasser, Manuka-Honig. Aber dann, später Vormittag: Ein Festmahl wartet auf den Verzehr – ein in Scheiben geschnittener Braeburn-Apfel (entgegen den Empfehlungen geschält und ohne Griebs). Wie das duftet! Rieche ich etwa besser als vor der Kur? In Zeitlupe wird die kulinarische Sensation heruntergekaut. Der Darm wird sich freuen – der erste Feststoff seit ziemlich langer Zeit. Mittags folgt die letzte heiße Brühe. Nachmittags noch ein Apfel. Abends wieder ein Süppchen – aber mit erkennbarem Inhalt: In Stücke geschnittene Kartoffeln, Karotten, Kohlrabi, Champignons, Gewürze... Muss aufpassen, dass mir der Verdauungstrakt nicht ausgerenkt wird.

> Spruch zum Tage: Wenn Rebhuhn, dann Rebhuhn – wenn Fasten, dann Fasten.
> *Teresa von Ávila (1515 bis 1582),*
> *spanische Ordensfrau und Mystikerin*

**Erster Aufbautag**
Die Waage misst 72,8 Kilo.

Die Nahrungsaufnahme beginnt im Bett: Drei über Nacht eingeweichte Trockenpflaumen werden langsam heruntergemümmelt. Mmh. Aber dann: ein Fürstenfrühstück mit einem Glas Buttermilch, einem Schälchen Quark (mit ein wenig Marmelade auf Geschmack getrimmt), ein Teller Obst (halbe Banane, drei Kiwi-Scheiben, Orangen-Spalten, Weintrauben). Buttermilch statt Tee! Aber Wasser, bis der Rachen streikt. Anderthalb Stunden Pause, dann wird ein scheiblierter Apfel verzehrt. Nochmal anderthalb Stunden später das Mittagsmahl: Zehn Gramm Kopfsalat mit einem Esslöffel Joghurtdressing. Ein Mix aus geriebenen Möhren und Apfel, dazu ein Häufchen Kartoffel-Püree. Nachmittags heller Schwarztee, abends rohe Möhren- und Kohlrabi-Späne mit Kräuterquark, dazu abermals ein Glas Buttermilch.

> Spruch zum Tage: Dreimol schlecht g'easse isch au g'fastet.
> *Volksweisheit im Allgäu*

## Zweiter Aufbautag

Die Waage misst 72,6 Kilo.

Jetzt wird schon aufgebaut, und mit dem Gewicht geht's immer noch bergab. Morgens wieder drei Pflaumen im Bett, später ein Frühstück von üppigsten Dimensionen: Ein Müsli mit Haferflocken, fettem Griechen-Joghurt, geriebenem Apfel, Sprossen, Kiwi, Honig und Zitronensaft. Dazu ein Glas Buttermilch. Kein Tee! Am späten Vormittag der bekannte Apfel. Mittags zum Salat Vollkornreis mit Quark und in zehn Gramm Butter gedünsteten Karotten. Nachmittags noch ein Apfel, abends im Ofen aufgewärmte kleine Tomaten, dazu Basilikumblätter und zwei Zucchini-Frischkäse-Röllchen. Ein Fest! So könnte es weitergehen.

> Spruch zum Tage: Wenn du merkst, du hast gegessen, hast du schon zu viel gegessen.
> *Sebastian Kneipp (1821 bis 1897), Pfarrer und Naturheilkundler. Namensgeber der Kaltwasser-Therapien*

## Dritter Aufbautag

Die Waage misst 72,5 Kilo.

Die Sonne scheint. Die Vorfreude wächst. Der letzte Tag!

Zum Frühstück gibt's wieder das Luxus-Müsli, heute mit Mango statt Kiwi. Mittags versammeln sich auf einem großen Teller Möhren-, Zucchini- und Kohlrabi-Stifte, Radieschen und kleine Tomaten sowie Kräuterquark. Dazu ein Glas Dickmilch. Nachmittags eine Tasse weißer Tee, der unentbehrliche Apfel.

Das bisschen Fasten, das heute sein Finale erlebt, ist natürlich nur ein Tropfen verglichen mit den wahren Hunger-Helden. Zum Beispiel mit diesem hier: Als End-Zwanziger stürzte sich Mitte des vierten Jahrhunderts Basilius von Caesarea in ein asketisches Lebensexperiment nach dem anderen. Man sieht ihn vor sich: Nicht nur auf eheliches Leben verzichtete er, sondern auch auf jede Form von überflüssiger Hygiene: die Kleidung schäbig, die Haare ungebändigt, täglich war um Mitternacht der Schlaf zu Ende. Eine Mahlzeit am Tag musste reichen – ein echter Hardcore-Faster. Aus dem jungen Kerl ist trotzdem was geworden: der berühmte Basilius der Große, türkischer Bischof und einer der bedeutendsten Christenmenschen der Spätantike. Der von ihm stammende heutige Fasten-Spruch ist allein schon jede Kur wert: Fasten für den Weltfrieden. Da weiß man doch, wofür man gedarbt hat!

> Spruch zum Tage: Fasten stiftet Frieden. Wenn aber alle Völker den Rat des Fastens annähmen, um ihre Fragen zu regeln, würde nichts mehr verhindern, dass tiefster Friede in der Welt herrsche; die Völker würden nicht mehr gegeneinander aufstehen, und auch die Heere würden einander nicht in Stücke hauen. Es würden nicht an abgelegenen Straßen Wegelagerer auf der Lauer liegen, in den Städten gäbe es keine Denunziation mehr und auf der See keine Seeräuber. Unser ganzes Leben wäre nicht in so hohem Grade von Stöhnen und Seufzen erfüllt, wenn es das Fasten regelte.
> *Basilius der Große, türkischer Bischof (330 bis 379)*

**Der Tag danach**
Die Waage misst 74,0 Kilo.

Heute ist Jubeltag. Endlich wieder ein wahres Frühstück: Brötchen und Brot, vor allem. Rührei. Käse. Marmelade. Und dann erst das Mittagessen...

Bereits seit dem 16. Jahrhundert nutzen die Deutschen eine verräterische Redewendung: Wenn Schmalhans Küchenmeister ist, dann kommt nur karge Kost auf den Tisch. Allerdings ist es ein Irrglaube, dass mit der Zahl der Kalorien auch der Küchenaufwand schrumpft. Beim Fasten wird geschuftet wie in einer Sushi-Fabrik: Winzige Portionen brauchen kleinste Dimensionen der Zutaten. Vor allem während der letzten vier Tage wird geschält und gehäckselt, geraspelt, gerieben, gepresst und in mikroskopische Stiftchen geschnitzt; Quark und Joghurt wird in Zehn-Gramm-Portiönchen abgewogen. Mit mancher hochkalorigen Hauptmahlzeit hat man weniger Mühe.

Was hat's gebracht, das Fasten? Ich habe viel mehr abgenommen, als ich wollte; das ist mir unheimlich. Aber es ging mir meistens gut: selten Hunger. Störungsfreier Schlaf. Keine Schmerzen. Manchmal war mir's ein wenig blümerant – meistens morgens. Nie aber bei den langen Märschen mit dem Hund. Ich bin gut gelaunt. Und ich bin energiegeladen. Ein Gefühl, als könnte ich Bonsais ausreißen.

Würde ich's noch mal machen? Nächstes Jahr. Vielleicht.

**Zehn Tage nach der Fasten-Kur**
Die Waage misst 74,6 Kilo.

# Was knirscht, lebt

**Das Reha-Tagebuch**

Die Erholung ist nicht Selbstzweck und darf nicht um ihrer selbst willen gesucht werden, sondern nur als Mittel, um uns zur Arbeit wieder tüchtig zu machen.
*Silvio Antoniano, italienischer Kleriker, 1540 bis 1603*

So stattlich liegt das Sanatorium am Berg, dass der frisch Operierte unweigerlich Thomas Manns »Zauberberg« vor sich sieht. Umsichtig chauffiert von der Gattin, strebt er wie einst Hans Castorp »auf sanft ansteigendem Fahrweg bewaldeten Hängen entgegen«, nur eben nicht »nach Davos-Platz im Graubündischen«, sondern gen Odenwald im Südhessischen.

»Gleich zur Rechten, zwischen Haustor und Windfang, war die Concierge-Loge gelegen, und von dort kam ein Bediensteter von französischem Typus, der, am Telephon sitzend, Zeitungen gelesen hatte, in der grauen Livree ihnen entgegen und führte sie durch die beleuchtete Halle, an deren linker Seite Gesellschaftsräume lagen«, beschreibt Thomas Mann das Arrangement im Davoser Sanatorium.

Die Ähnlichkeit ist verblüffend. Auch im »Wildpark«, wie wir die Einrichtung nennen wollen, in der wir von nun an drei Wochen verbringen, treffen die Ankömmlinge zur Rechten auf eine Art Concierge-Loge, einen Glaskasten, in dem zwei Damen telefonieren, Neuaufnahmen registrieren und Bestandsgästen Auskünfte aller Art geben. Und an einem Tisch, den Eingang im Blick, sitzt ein Angestellter mit unklarem Auftrag und liest tatsächlich meistens Zeitung, von französischem Schlag scheint er allerdings nicht zu sein.

Einen Windfang hat der »Wildpark« ebenfalls. Hier erwartet die Eintreffenden jedoch kein Bediensteter, sondern eine Handdesinfektionssprühanlage, seit dem Ausbruch der Pandemie sind diese

Selbstsprayer so allgegenwärtig wie früher Zigarettenautomaten. A propos Corona, wir schreiben das Frühjahr 2022: Wer seine Lieben während der Rekonvaleszenz sehen möchte, muss sie draußen vor der Tür empfangen, auf der Terrasse zur Linken – was Thomas Mann Gesellschaftsräume nennt, heißt hier Cafeteria, was die Sache besser trifft. Der Rhabarberkuchen ist ein Gedicht.

Eine freundliche Empfangsdame in der Livree des Hauses – blaues T-Shirt, nicht bei allen vorteilhafte enge weiße Hose – begleitet den Rekonvaleszenten zu seinem Zimmer. Und wieder stellt sich das »Zauberberg«-Feeling ein: »In seiner zitternden Klarheit zeigte das Zimmer sich heiter und friedlich, mit seinem reinlichen Linoleum-Fußbodenbelag und den leinenen Vorhängen, die in modernem Geschmacke einfach und lustig bestickt waren.« Eines ist freilich anders: Der Davoser Lungenkranke braucht keine Toilettensitz-Erhöhung, der Odenwälder Hüftpatient jedoch sehr wohl. Er darf nämlich den Rumpf nicht über 90 Grad hinaus beugen, was beim Niederlassen zum großen Geschäft unweigerlich der Fall wäre, zumal zeitgenössische Innenarchitekten aus rätselhaften Gründen die Kloschüssel nur eine Handbreit über dem Fußboden anbringen. Faustregel für die ersten drei Monate nach der Operation: Im Sitzen sollte der Hintern nicht tiefer sinken als die Knie.

Kaum hat er den Koffer ausgepackt, lernt der Reha-Novize, dass er nicht zum Müßiggang hier ist. Das Zimmertelefon klingelt, die Orthopädie-Oberärztin ruft zur Eingangsuntersuchung. Blut nimmt eine andere Doktorin ab, die so eiskalte Hände hat, dass sie, darauf angesprochen, in schöner Selbstironie sagt, ihr gelängen Kältebehandlungen mit bloßen Händen – »ist billiger für die Krankenkasse«. So geht es Schlag auf Schlag, bald werden die Fäden gezogen. Das erledigt eine Stationsschwester routiniert, schmerzlos und vor allem so schnell, dass der Patient gar nicht erst dazu kommt, Angst zu haben, schon baumelt der Faden an der Pinzette. Kurz denkt er daran, ihr den Witz vom schnellsten Scharfrichter der Welt zu erzählen, hält den Vergleich dann aber für unangemessen. Ihnen, verehrte Leserin, lieber Leser, wollen wir ihn freilich nicht vorenthalten: »Fertig«, sagt der Scharfrichter, nachdem er das Fallbeil hat heruntersausen lassen. »Ich habe ja gar nichts gespürt«, meint der Delinquent. Da grinst der Meister-Guillotineur diabolisch und zischt: »Nicken Sie mal!«

## Liebeserklärung an alle Physiotherapeutinnen

Im geräumigen Entrée des Sanatoriums nehmen die Rekonvaleszenten auf eher zweckmäßigen als anmutigen Fauteuils Platz. Manche lesen, manche plaudern, andere schlagen die Zeit zwischen zwei Behandlungen tot. Vermeintliche Dekor-Elemente geben dem Neuling Rätsel auf: kurze, oben offene Doppelrohre aus Metall, zusammengehalten von einem Tragegriff, deren Zweck sich erst auf den zweiten Blick erschließt. Nicht um stylische Bodenvasen handelt es sich, sondern um praktische Abstellhülsen für Krücken – pardon: Unterarmgehhilfen.

Überhaupt tritt der Rekonvaleszent in ein Reich von Gegenständen und Begriffen ein, von denen sich der Gesunde keine Vorstellung macht. Oder wüssten Sie, was ein Lymphomat ist? Kurz gesagt, basiert dieser Apparat auf der Idee »der gradienten intermittierenden Kompression, (er) ist das Resultat umfassender medizinischer Forschung und entstand in Anlehnung an die Fertigung von Kompressions- und Thrombosestrümpfen«, wie die Herstellerfirma erläutert. Der Lymphomat hilft nämlich beim Abschwellen, und das geht so: Der Patient legt sich rücklings auf eine Liege, das nach der Operation noch geschwollene Bein kommt in eine Hülle aus Kunststoff, einer Sporttasche nicht unähnlich, und sobald deren Reißverschluss geschlossen ist und die Therapeutin am Regler dreht, legt sich eine pulsierende Wulst um des Rekonvaleszenten Sprunggelenk, schiebt sich den Unterschenkel entlang nach oben und pumpt so die Lymphflüssigkeit aus dem Bein. Das ist nicht nur nicht schmerzhaft, sondern ausgesprochen wohltuend. Der Patient, der anfangs die Konvulsionen des elektrifizierten Stützstrumpfes mitzuzählen versucht, gleitet alsbald in einen wohligen Dämmerzustand, der freilich seine Tücken hat, denn die Liege ist schmal und Tiefschlaf kommt vor dem Fall.

Prompt fallen wir bei der zweiten Lymphomat-Anwendung nicht von der Liege, sondern in eine selbst fabrizierte Grube. Auf die

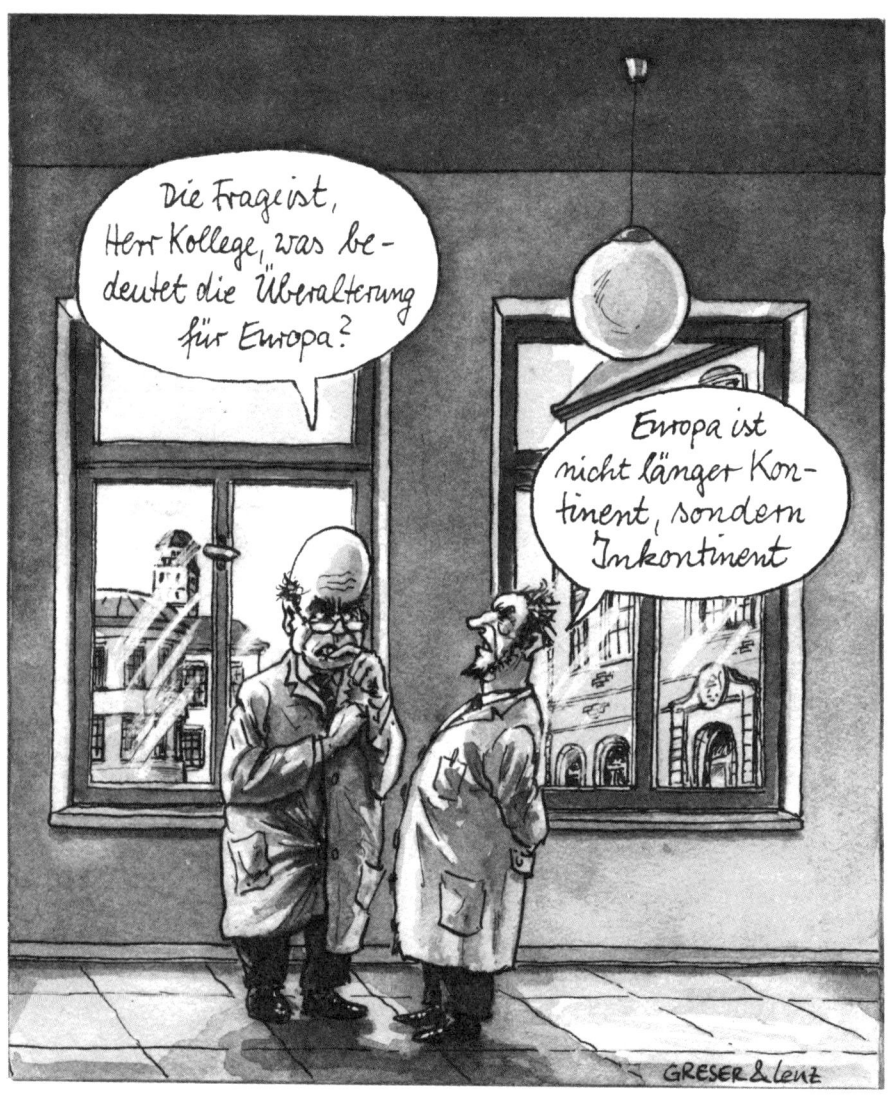

Frage der stets freundlichen, ja gutgelaunten Physiotherapeutin »Liegen Sie bequem?« antworten wir kess: »Ja, sehr, vielen Dank. Und wenn Sie mir jetzt bitte noch ein Stück Streuselkuchen 40 mal 40 bringen könnten...«. Da werden die Lippen der Therapeutin ganz schmal. Ihr Blick verrät kalte Verachtung und unausgesprochen steht der Satz im Raum: »Ich bin eine medizinische Fachkraft und keine Kuchenschubse.« Ja-ja, ein falsches Wort und Therapeutinnen werden zu Lynchamaten.

Nicht nur zur Wiedergutmachung, sondern aus tiefstem Herzensgrund wollen wir hier und jetzt allen Physiotherapeutinnen zwischen Odenwald und Graubünden Blumenkränze winden. Sie massieren müde Muskeln, walken welke Waden und bringen Sonne in jeden Reha-Tag. In der Wirbelsäulen-Frühgymnastik begrüßen sie den Stuhlkreis mit einem so munteren »Moor-geeen«, als wären sie gerade aus der stabilen Rückenlage beidbeinig aus dem Bett gefedert. Noch so schief ausgeführte gymnastische Übungen quittieren sie mit einem aufbauenden »Suuuper!«, Wehleidigen nehmen sie mit einem heiteren »Ihren Schmerz kann ich gut aushalten« den Wind aus den schlaffen Segeln. Was, das Knie knirscht? »Was knirscht, lebt«, lautet eine alte Physio-Regel. Und wie sie gehen! Sie bewegen sich mit einer derart straffen Körperspannung, dass man sich – Knie hin, Hüfte her – vorkommt wie ein nasser Sack.

Eines Morgens knackt es beim Frühstück schmerzhaft im Kiefergelenk. Es lebt also. Trotzdem isst bei jedem Bissen die Angst mit, der Kiefer könne ausrasten. Auch hier weiß die Physiotherapeutin Rat: Wenn das operierte Bein nur um zwei Millimeter länger geworden ist, kann diese Unwucht nicht nur das Gangbild, sondern auch die Statik des Kauapparats beeinflussen, denn im Körper hängt bekanntlich alles mit allem zusammen. Also werden die verspannten Kaumuskeln massiert. Das ist zwar keine Wellness-Behandlung, aber doch einigermaßen erträglich, solange es äußerlich geschieht. Doch dann zieht sich die Physio-Fee Latex-Handschuhe an, greift mit zwei Fingern in die Mundhöhle und ertastet die Kaumuskeln von innen. Das Letzte, woran wir uns erinnern, ist ihr mitfühlender Blick – dann reißt uns ein wahrer Schmerz-Tsunami schier von der Liege. Dass ein Pferdekuss oder eine Zahnwurzelbehandlung wehtun: geschenkt. Aber dass die Kaumuskeln, die uns doch so viele schöne Erlebnisse beschert haben, einen so abgrundtief gemeinen Schmerz auslösen, der einen die glatten Wände hochtreibt, das hatten wir nicht erwartet. So hat nicht einmal der Vietcong seine Gefangenen gequält.

Nun darf man sich eine Reha-Klinik nicht so vorstellen, als schleppten sich griesgrämige, gichtige, gelenkgeplagte Greise an ihren Unterarmgehhilfen oder Rollatoren missmutig über das Linoleum. Die meisten Insassen sind voll heiterem Genesungswillen und unterwerfen sich bereitwillig dem dichten Zeitplan, der bis zu sieben Anwendungen am Tag vorsieht. Öffnet eine Kursleiterin im Gymnastiksaal das Fenster, jauchzt eine ältere Hüftpatientin fröhlich: »Jawoll, frische Luft für alte Knochen!« Und bei der Ausgabe von Tennisbällen für Koordinationsübungen kichert ein Rekonvaleszent vergnügt in sich hinein: »Das arme Bobbele, das arme Bobbele – sitzt jetzt im Knast.«

Gemeint ist der in England wegen Steuerbetrugs verurteilte frühere Tennisspieler Boris Becker. Der hat mehr chirurgische Eingriffe hinter sich als Wimbledon-Siege – 2010 ein neues Hüftgelenk, 2015 eine abermalige Hüft-OP, 2017 ein fast vollständig neues Sprunggelenk, dazu eine Knieoperation. Nachdem er acht Monate abgesessen hatte, wurde er Ende 2022 entlassen und nach Deutschland abgeschoben. Medienberichten zufolge hatte Becker im etwa 70 Kilometer von London entfernten Huntercombe-Gefängnis als eine Art Hilfslehrer gearbeitet: Er sollte den Mitgefangenen im Sportunterricht die positiven Effekte von körperlicher Bewegung und gesunder Ernährung erklären. Fehlte nur noch, dass er Kurse über das korrekte Ausfüllen von Steuerdeklarationen gab.

### Lob der Sockenanziehhilfe, Ruhm der Greifzange

Doch nicht nur die Physiotherapeutinnen – es sind tatsächlich fast ausschließlich Frauen – wollen wir loben. So richtig es ist, Wissenschaftlern für die Entdeckung molekularer Mechanismen der Sauerstoffaufnahme von Zellen den Medizin-Nobelpreis zuzuerkennen, so sehr hätten andere Helden der Heilkunde ebenfalls ewigen Ruhm verdient. Ein Denkmal gesetzt gehörte zum Beispiel den namenlosen Erfindern der Greifzange und der Sockenanziehhilfe. Weil der Hüftpatient, wie erwähnt, den Rumpf nur bis zum rechten Winkel beugen darf, kommt er aus eigener Kraft weder in die Hose noch in die Strümpfe. Da erweist sich die Sockenanziehhilfe als wahrer Freund. Es gibt sie in unterschiedlichen Ausführungen (zwischen 12 und 15 Euro), wir haben gute Erfahrungen mit dem Testsieger gemacht (https://test-und-ratgeber.de/sockenanziehhilfe/).

Basiert der Lymphomat auf dem Prinzip der intermittierenden Kompression, so macht sich die Sockenanziehhilfe die physikalischen Gesetze von Gleitwiderstand und Zug zunutze. Sie ähnelt einem Schienbeinschoner aus Hartplastik, an dem eine Kordel befestigt ist. Die Socke wird über das eine offene Ende des Stutzens gestülpt, der Fuß kommt in die Öffnung am entgegengesetzten Ende. Zieht der Rekonvaleszent nun die Anziehhilfe mit einer gleichmäßigen Bewegung nach oben, umrundet das Hartplastik verblüffend geschmeidig den Widerstand der Ferse und zieht Strumpf oder Socke passgenau auf den Fuß. Auf so viel Strumpfsinn muss man erst einmal kommen.

Es versteht sich von selbst, dass die Sockenanziehhilfe beim Anziehen taugt, nicht hingegen beim Auskleiden. Hier kommt nun die Greifzange (25 bis 29 Euro) ins Spiel. Sie greift nicht nur, sie hakt auch ein, denn an ihrem unteren Ende ist eine Art Dorn angebracht. Er hilft beim Anziehen der Hose, indem man den Dorn in einer Gürtelschlaufe einhakt, den Fuß an die Hosenbeinöffnung bugsiert – das operierte Bein zuerst – und das Hosenbein nach oben zieht. In die Unterhose ist man schon vorher je nach Modell mit Zange (Slip) oder Dorn (Boxershorts) eingestiegen. Der Dorn hilft auch beim Ausziehen der Socken. Weil sich Patienten mit eingeschränkter Feinmotorik dabei schnell Unterschenkel und Ferse blutig ritzen, tut aber auch ein Schuhlöffel gute Dienste.

Fällt dem Rekonvaleszenten etwas zu Boden und es ist niemand in der Nähe, um es aufzuheben, greift die Zange fast alles. Sie versagt eigentlich nur bei ganz flachen oder bei schweren und voluminösen Gegenständen. Ihre natürlichen Feinde sind deswegen ein einzelnes Blatt Papier oder eine Flasche Bier. Alles in allem ist ein »Hüftknie-Rückenersatz-Erholungsset« (80 cm lange Greifzange, Schuhlöffel, Sockenanziehhilfe, Aufbewahrungstasche) für etwa 25 Euro eine lohnenswerte Investition für Sanatorium und zu Hause.

## Mit dem Messer durch die Faszienplatte

Nicht nur für Knie und Hüfte wird in der Reha alles getan, sondern auch für Geist und Hirn. Deswegen halten in regelmäßigen Abständen Fachreferenten Vorträge, populäre Themen sind »Gesunde Ernährung« und »Rückkehr in den Alltag«. An einem Nachmittag doziert eine Orthopädin über Theorie und Praxis der Hüftoperation. Mit der mitleidlosen Kälte einer Serienkillerin führt sie aus: »Nachdem wir einen Schnitt in die Haut gesetzt haben, stoßen wir auf eine ziemlich massive Faszienplatte. Die durchtrennen wir.« Nach der beruhigenden Nachricht, dass die Oberschenkelmuskeln nicht ebenfalls entzweigeschnitten, sondern mit Klammern beiseitegezogen werden, nähert sie sich dem Höhepunkt, den sie weidlich auskostet, man könnte auch sagen: köstlich ausweidet. Weil der Patient auf dem Rücken liegt, der Kunstgelenkschaft aber von oben in den Oberschenkelknochen eingebracht werden muss, verschafft sich der Operateur freie Bahn, indem ein Assistent den Oberschenkel des Patienten fast rechtwinklig über dessen Bauch legt. (Die Ärztin in unserer Verwandtschaft bestätigt später die Beschreibung, sie war während ihres Krankenhaus-Praktikums selber zum Oberschenkel-Abklappen eingeteilt.) Kalkweiß im Gesicht haucht eine Zuhörerin: »Das wusste ich ja gar nicht.« Darauf die Ärztin: »Das ist auch gut so, sonst hätten Sie sich das mit der OP noch einmal überlegt.« Da schweigt sogar der Wichtigtuer, der sonst alle Referenten nach wenigen Minuten mit der Bemerkung »Ich hab' aber gehört...« unterbricht. Er trägt ein Fußball-Trikot, was bei erwachsenen Männern immer peinlich wirkt, und dreimal dürfen Sie raten, von welchem Verein – na klar, von Bayern München, der Besserwisser.

Um zu verstehen, was beim Einbau einer Hüftprothese geschieht, müssen wir uns kurz in Erinnerung rufen, was das Hüftgelenk alles kann. Es hält Rumpf und Beine zusammen, und weil es Becken und Oberschenkelknochen scharniermäßig verbindet, können wir stabil gehen und uns bücken. Dafür ist es eigentlich recht simpel, aber ungeheuer zweckmäßig konstruiert. Im Kern besteht es aus der Hüftpfanne (Acetabulum) und dem darin eingepassten kugelförmigen Hüftkopf (Caput femoris). Weil die Gelenkpfanne den Hüftkopf über dessen Äquator hinaus umschließt, haben wir es mit einem sogenannten Nussgelenk zu tun, einer Spielart des Kugelgelenks. Zusammengehalten wird das Ganze von einer straffen Kapsel, die drei massive Bänder zusätzlich stabilisieren.

So, wie es konstruiert ist, macht das Hüftgelenk außer dem Gehen drei Arten von Bewegung möglich: Wir können den Oberkörper beugen und strecken, wir können die Oberschenkel öffnen und schließen und wir können das Bein bis zu einem gewissen Grad nach innen und nach außen drehen, wenn wir beispielsweise in ein Auto einsteigen oder uns auf ein Herren-Fahrrad mit Stange schwingen.

Nun gilt leider auch für das Hüftgelenk: wo Bewegung, da Verschleiß. Robert Gernhardts ebenso geniale wie melancholische Feststellung »Parmesan und Partisan, alles wird zerrieben«, welche die Autoren schon in ihrem Werk »Alles außer Sex« zitieren, hat auch für den Gelenkknorpel Gültigkeit. Sportliche Strapazen (siehe Boris Becker), Fehlhaltungen und Übergewicht hobeln über die Jahre die Knorpelschicht zwischen Hüftkopf- und pfanne ab, so dass es zur Arthrose des Hüftgelenks (Coxarthrose) kommt und Knochen auf Knochen reibt. Das war bei uns der Fall, weswegen ein Dreivierteljahr lang jeder Schritt wehtat. Kurzum: An einem Gelenkersatz führte kein Weg mehr vorbei.

Wenn der Patient präpariert ist, wie im Vortrag beschrieben, sägt der Operateur den Original-Hüftkopf ab. »Manche Kliniken heben ihn auf und überlassen ihn dem Patienten für Lebendgewebe-Spenden als Knochentransplantat«, erläutert die Referentin. (Wir nehmen uns vor nachzufragen, wie in unserem Fall verfahren wurde, vergessen es dann aber.) Die Funktion des Original-Hüftkopfes übernimmt eine Prothese aus Keramik. Sie wird auf einen Schaft aus Metall aufgesteckt, den die Operateure im Oberschenkelknochen verankern, indem sie einen Hohlraum herausraspeln und dann den Prothesen-Schaft hineinhämmern. Früher wurde er einzementiert, heute arbeiten die Chirurgen überwiegend zementfrei. Wir stellen uns das so ähnlich vor wie die pittoresken Trockenmauern, die wir aus dem Irland-Urlaub kennen, die halten ja auch ohne Mörtel. Als Gegenstück des Kopfes wird in der natürlichen Hüftpfanne ein künstliches Äquivalent verankert, es ersetzt erstere vollständig. Wir hatten eine Spinal-Anästhesie gewählt, die den Patienten während der Operation von der Hüfte abwärts gefühllos macht, ihn aber bei dämmerndem Bewusstsein lässt, und hörten während der Operation deutlich die Hammerschläge, mit denen die Operateure zu Werke gingen. »Baumarkt oder Uniklink, wenn's gut werden soll«, lallten wir mit schwerer Zunge – ob jemand zuhörte, wissen wir nicht.

Ergebnis laut Implantate-Pass: eine künstliche Pfanne der Größe 56, ein Schaft der Größe 15 und ein Keramik-Kopf von 32 Millimetern Durchmesser. Wir stellen uns die Sache so vor wie das Baukastenprinzip bei Herrenanzügen: Wer eine Eiffelturm-Figur hat, der braucht für das Sakko eine andere Größe als für die Hose. Genau so kommt auch das künstliche Hüftgelenk nicht von der Stange, sondern wird customized. Den Implantate-Pass, der das dokumentiert, halten wir bei der nächsten Flugreise stolz an der Sicherheitskontrolle hoch, doch der Security-Mann winkt desinteressiert ab. Immerhin zerstreut er die Sorge, das Metallgelenk könne sich beim Durchleuchten erhitzen und auf das Implantat so einwirken wie ein Elektrogrill auf eine Lammhüfte.

**Der mürrische Herr R. und die flamboyante Frau C.**
Nun also die stationäre Reha, doch was ist eine Reha und wozu dient sie? Das Bundesministerium für Gesundheit definiert: »Unter Rehabilitationsleistungen sind alle medizinischen Leistungen zu verstehen, die der Abwendung, Beseitigung, Minderung oder dem Ausgleich einer Behinderung oder Pflegebedürftigkeit, der Verhütung ihrer Verschlimmerung oder Milderung ihrer Folgen dienen. Rehabilitations- und Vorsorgeleistungen können ambulant oder stationär erfolgen; sie können am Wohnort, in einer anerkannten Rehabilitationsklinik oder in einer stationären Vorsorgeeinrichtung geleistet werden.«

Einfacher erklärt es die Deutsche Rentenversicherung in sogenannter leichter Sprache:
>»Manche Menschen können ihren Beruf nicht mehr so machen wie früher.

Zum Beispiel weil sie krank sind.
Oder weil sie eine Behinderung haben.
Man sagt: Sie haben eine Einschränkung der
Erwerbs-Fähigkeit.
Erwerbs-Fähigkeit bedeutet: Ein Mensch kann
arbeiten und Geld verdienen.
Einschränkung bedeutet: Man kann etwas nicht oder
nicht so gut.
Zum Beispiel: Ein Mann hat bei einem Autounfall ein
Bein verloren.
Deshalb kann er nicht mehr als Dach-Decker arbeiten.
Er kann aber noch andere Arbeiten machen.
Diese Menschen können Leistungen zur medizinischen Rehabilitation und zur Teilhabe am Arbeits-Leben bekommen.
Man kann auch Reha sagen.
Das ist kürzer.«

Im Jahr 2020 rückten laut Statistischem Bundesamt etwa 1,6 Millionen Patienten stationär in die 1.103 deutschen Reha-Einrichtungen ein, wo sie im Schnitt 26 Tage blieben. Die meisten kommen wegen »Krankheiten des Muskel-Skelett-Systems und Bindegewebes«, Frauen sind leicht in der Überzahl. Drei Wochen Aufenthalt hatte auch Hans Castorp geplant, es wurden dann sieben Jahre, doch das hatte andere Gründe. Außerdem verfiel er der »kirgisenäugigen« Madame Clawdia Chauchat, der Gattin eines höheren Beamten aus Dagestan. Derartige Amouren sind uns während unseres Aufenthalts auf dem Odenwälder Zauberberg nicht aufgefallen, was wahrscheinlich daran liegt, dass Defekte des Muskel-Skelett-Systems und Bindegewebes erotisch weniger stimulierend wirken als Atemwegserkrankungen, die immerhin die reizvolle Frage aufwerfen: »Ist es Asthma oder Leidenschaft?«

Vor der Reha steht der Antrag – den auszufüllen ist zwar keine Raketenwissenschaft, aber wohl dem, dem der Formularkram vom Arzt oder Krankenhaus abgenommen wird. Es fängt schon bei der Zuständigkeit an, auf der Internetseite Reha.de erfahren wir:

»Krankenkassen sind zuständig bei Leistungen zur Medizinischen Rehabilitation, so weit es um den Erhalt oder die Wiederherstellung der Gesundheit geht und wenn nicht andere Sozialversicherungsträger solche Leistungen erbringen. Rentenversicherungsträger erbringen Leistungen zur Medizinischen und Beruflichen Reha (Teilhabe am Arbeitsleben), wenn die Erwerbsfähigkeit erheblich gefährdet oder schon gemindert ist und durch die Reha-maßnahme wesentlich gebessert oder wiederhergestellt werden kann. Unfallversicherungsträger sind bei Arbeitsunfällen und Berufskrankheiten für die gesamte Rehabilitation verantwortlich.«

Wer schon wie lange im »Hirschpark« ist, lässt sich mühelos aus den Unterhaltungen heraushören: In der ersten Woche ist die wenige Tage zurückliegende Operation das Gesprächsthema. In der zweiten Woche werden die bisherigen Reha-Erlebnisse ausgetauscht, die Gespräche in der dritten Woche gelten der bevorstehenden Entlassung. Vor allem der Speisesaal erweist sich als wahre Fundgrube für Menschen- und Milieustudien. Hier entpuppt sich zum Beispiel Herr L. als ausgesprochene Frohnatur. Jeden Morgen tut er so, als stelle er sich sein Frühstück nach momentanen Vorlieben zusammen, überlegt lange und bestellt dann doch immer das Gleiche: »E Kaiserbrötsche, e Körnerbrötsche unn e Kroassah.« Frau E. foppt er mit der Frage, ob sie im Morgengrauen die Rehe am Waldrand gesehen habe. Als sie bedauernd verneint und gespannt auf seine Schilderung wartet, sagt er: »Ich auch nicht.« Und die Mitpatientin, die beim Frühstück mitteilt, sie werde heute entlassen, neckt er mit der Frage, ob sie schon gepackt und »die Bilder im Zimmer abgehängt« habe.

Eine Reha-Klinik ist freilich kein Ponyhof. Herr R., der, wenn überhaupt, nur mürrisch grüßt und den alle »irgendwie komisch« finden, lässt es eines Mittags auf ein Kräftemessen mit der Servicekraft ankommen. Er bricht das eherne Gesetz des fest zugewiesenen Sitzplatzes – »bald saßen sie alle an den sieben Tischen, als seien sie nie davon aufgestanden«, heißt es bei Thomas Mann. Herr R. aber setzt sich – die anderen halten den Atem an – aus heiterem Himmel woanders hin. »Sie müssen sich auf Ihren Platz setzen.« – »Ich muss gar nichts.« – »Was gefällt Ihnen denn an Ihrem Platz nicht?« – »Ich setze mich nicht diesem Herrn gegenüber.« – »Aber warum denn nicht?« – »Das geht Sie nichts an.« Weil wir immer auf Seiten der Schwachen sind, tut uns die Servicekraft leid, und beim Verlassen des Saals bedanken wir uns so laut, dass es alle hören, mit der Bemerkung: »Ich bin sehr zufrieden mit meinem Platz und möchte keinen anderen.« Doch warum suchte Herr R. den Eklat? Hartnäckige Recherchen ergeben, dass »dieser Herr«, den der Mitpatient R. meidet, ungeimpft ist. Da kommt ein bisschen Verständnis für den Herrn R. auf, aber dass er meint, vor versammelter Tischgesellschaft die Servicekraft rundmachen zu müssen, das können wir ihm nicht durchgehen lassen.

Die rächt sich übrigens auf ihre Art. Als der Herr R. nicht dabei ist, gibt sie zum Besten, wie er seiner neuen Tischnachbarin auf deren Frage nach dem Höhenzug am westlichen Horizont – es sind die Ausläufer des Nordpfälzer Berglandes – mit Kennermiene antwortete: »Das ist der Taunus.« Da lachen alle, als wollten sie sagen: »Ja-ja, so ist er, der Herr R., keine Zähne im Mund, aber ›La Paloma‹ pfeifen.« Was ein bisschen gemein ist, denn Herr R. ist wie gesagt nicht dabei, und als er die Servicekraft anpflaumte, brachten die, die jetzt über ihn lachen, ihre Zähne auch nicht auseinander.

Reichlich flamboyant tritt Frau C. auf. Nicht nur wegen des gleichen Namensinitials denken wir sofort an die kapriziöse Madame Chauchat, die zu den Mahlzeiten stets zu spät kommt, Brotkügelchen dreht, laut die Türen schlägt und andere Unarten an den Tag legt. Von ihrem Gegenüber auf ihren ungewöhnlichen Nachnamen angesprochen, sagt unsere Frau C. maliziös lächelnd: »Na ja, ich wollte den Mann, also musste ich auch seinen Namen nehmen.« Ihr Modeschmuck ist Geschmackssache, wie übrigens auch der Trainingsanzug des streitsüchtigen Herrn R., aber ihr Imponiergehabe ist voll daneben. Kaum einen Tag im »Wildpark«, zieht sie schon Vergleiche, die allen, die ungewollt mithören müssen, ihre Weltläufigkeit demonstrieren sollen: »In der Privatklinik in Zürich war das Essen vi-i-i-el besser.« Und als Beleg für die Drittklassigkeit, die man ihr, die doch First Class gewohnt ist, hier zumutet, erwähnt sie: »Da kam doch die Arzt-Visite um 15 Uhr« und wiederholt gedehnt: »Um f-ü-n-f-zeeehn Uhr!« – wo doch jeder wissen muss, dass Madame um diese Zeit Siesta zu halten pflegt. Zu ihren Gunsten spricht, dass ihr Mitleid nicht nur ihr selber gilt, sondern allen Erniedrigten dieser Welt: »Der Boris Becker tut mir leid. Wäre er Engländer, hätten sie ihn freigesprochen. Ich weiß wirklich nicht, warum die Briten uns Deutsche so hassen.«

Mit sich im Reinen ist hingegen das Paar an Tisch 7. Er hat seine Frau in die Reha begleitet und lässt es sich, ganz Gentleman alter Schule, nicht nehmen, ihr den Stuhl zurechtzurücken, ehe er sich selber zu Tisch setzt. Im Lauf einer langen Ehe haben sie einander alles gesagt, deswegen fallen bei jeder Mahlzeit genau zwei Worte. Nachdem das Dessert verzehrt und die Serviette zusammengefaltet ist, fragt er: »Biste so weit?« Auf ihr Nicken hin erhebt er sich, tritt hinter ihren Stuhl, zieht ihn sachte zurück, dann gehen sie. Schweigend.

Ein feiner Mann ist auch Herr R. Der Speiseplan kündigt »Hackroulade, helle Gemüsesoße mit Karotten, Brokkoli und Blumenkohl, Salzkartoffeln« an. Das Arrangement auf dem Teller offenbart, neutral ausgedrückt, ungut verteilte Masseschwerpunkte. Man könnte auch sagen, die Hackroulade hat Bonsai-Format vor einer Gemüse-Gebirgswand. Ganz im Sinne des japanischen Prinzips, die Dinge höflich zu umschreiben und so das Gesicht des anderen zu wahren, bemängelt Herr R. nicht die Winzigkeit der Roulade, sondern sagt mit feinem Lächeln: »En Haufe Kartoffele.«

Einmal fehlte allerdings nicht viel, und wir hätten lautstark gegen eine ausgemachte Barbarei protestiert. Es war der Abend, an dem den Rekonvaleszenten Wurstsalat mit Nudeln serviert – ach was: vorgesetzt wurde. Sie kommen nicht aus Süddeutschland, sondern aus kulinarisch anspruchsloseren Gegenden wie Brandenburg oder Hessen und finden nichts dabei? Dann nehmen Sie jetzt einen Kochlöffel und schreiben zehnmal auf die bemehlte Arbeitsfläche: »In einen Wurstsalat kommen Lyoner Wurst, Essig, Öl, Zwiebeln und saure Gurken.« Und sonst nichts, basta von wegen Pasta. Wollen Sie es amtlich? Voilà: In seinen Leitsätzen für Feinkostsalat – jawohl, Feinkost! – hält das Deutsche Lebensmittelbuch von 1998 fest: »Das Ausgangsmaterial (ist) geschnittene Wurst, auch in Vermischung verschiedener Wurstsorten untereinander, Gurken und/ oder Zwiebeln sowie andere würzende Zutaten.« Kein Wort von Teigwaren. Gefallen lassen wir uns allenfalls noch die Schweizer oder Straßburger Wurstsalat genannte Variante mit Käsewürfeln, aber niemals mit Nudeln, nur weil vom Vortag noch Spaghetti übrig waren. Braten Sie die lieber und schlagen Sie ein Ei hinein. Wurstsalat mit Nudeln hingegen ist wie Arsch und Friedrich, umgangssprachlich ausgedrückt.

Die kosmologische Dimension dieses Königsgerichts hat übrigens niemand besser verstanden als der Autor eines »Streiflichts« in der »Süddeutschen Zeitung«, der formulierte: »Es wäre doch nicht abwegig, sich den Kosmos als eine Lyoner im Ring vorzustellen, eine Lyoner freilich mit einem Umfang von Millionen Lichtjahren. Und aus ihr würde am Ende der Tage der Wurstsalat des Gerichts gemacht.« Wurstsalat als Jüngstes Gericht: herrlich! Um zu einem versöhnlichen Ton zurückzukehren, geben wir jetzt aber noch einen Wurstsalatwitz zum Besten, den wir vor Jahren im Südwestfunk-Radio hörten. Zwei Karlsruher fahren nach einer Zechtour mit den Velos nach Hause. Einer kommt von der Straße ab und stürzt in den Graben. Fragt der andere, eine Schenkelfraktur befürchtend: »Karl, hesch ebbes broche?« Da kommt aus dem Straßengraben Entwarnung: »Nur de Wurschtsalat.«

### Zwischen Taten- und Harndrang

Unausgesprochen verläuft ein Riss durch die Reha-Gesellschaft. Er trennt nicht Frauen und Männer, nicht Patienten von Therapeuten, nicht Geimpfte von Ungeimpften. Nein, dieser haarfeine Riss verläuft zwischen »Knien« und »Hüften«. In der Luft liegt eine ungeheure Herablassung der Kniepatienten gegenüber den Hüftoperierten. Sie wird nie offen ausgesprochen, der Dünkel äußert sich in scheinbar harmlosen Bemerkungen wie »Na ja, so eine Knieoperation ist eben doch sehr komplex« oder »Das sind ja ganz andere Schmerzen, die wir aushalten müssen«. Die Beiläufigkeit, mit der solche Gemeinheiten hingeworfen werden wie benutzte Handtücher, verstärkt noch deren Niedertracht. Die »Knie«, das ist der Rekonvaleszenten-Adel, das sind die Fallschirmjäger, »Hüften«

hingegen sind der Plebs, sind die Fußsoldaten – die, die die Hose mit der Greifzange anziehen.

Doch niemals sind alle »so«. Wohltuend anders ist jener ebenso treuherzige wie herzensgute Kniepatient, der sich vor dem Bewegungsbad in der »Umkleide Herren« mit den Worten vorstellt: »Isch bin von Monnem und hob fünfzisch Johr gschafft, dann: Herzinfarkt.« Den »Zauberberg« dürfte er für ein Fußballstadion halten wie den Betzenberg, aber mangelnde Belesenheit macht er durch Augenmaß wett wie einst Fritz Walter: Die Topographie des Bewegungsbades mit einem Blick erfassend, führt er sogleich Regie: »Geh du ins Diefe – weesch, isch bin kleener, isch versauf.« Klein wie ein Kind ist er auch danach im Umkleideraum. Hilflos schaut er an sich hinunter und sagt: »Isch kriej die Unnerhos net aa.« Sein Knie ist nämlich so geschwollen, dass er den Fuß nur eine Handbreit vom Boden bekommt. Da reicht ihm die »Hüfte« großmütig seine Greifzange – ja, wir haben vielleicht nicht so starke Schmerzen, dafür besitzen wir menschliche Größe. Wie bemerkt Graf Chojnicki in Joseph Roths Roman »Die Kapuzinergruft« so richtig? »Es gibt keine Noblesse ohne Großzügigkeit, wie es keine Rachsucht gibt ohne Vulgarität.«

Den Vogel schießt aber der bis zu den Schultern im Wasser stehende Mitpatient ab, den eine sichtlich entgeisterte Bade-Aufseherin auf eine Anomalie aufmerksam macht: »Sie haben ja Ihre Schuhe noch an.« Er schaut etwas ratlos an sich herunter und stellt die sinnloseste aller Gegenfragen, nämlich: »Wo?« Als sich die Dreiviertelstunde im Bewegungsbad ihrem Ende nähert, entlässt uns die Therapeutin in die stille Beschäftigung: »Sie dürfen noch zehn Minuten machen, was Sie wollen – außer ins Becken pinkeln.« Ja, so sind sie, die »Hüften« wie die »Knie«: voller Taten-, aber auch voller Harndrang.

# Zentralorgan für alles, was uns juckt

### Die Apotheken Umschau – man nennt sie Rentner-Bravo

Wann suchen Sie eine Apotheke auf? Immer zum Monatsanfang und zur Monatsmitte? Dann sind Sie wahrscheinlich ein WOOPIE. Klingt hipper als »Speckrentner«, doch gemeint ist dasselbe. »Well off older people« heißen im Slang von Werbefuzzis Rentner und Pensionäre unter 75 Jahren und mit einem Haushaltsnettoeinkommen von über 2.000 Euro. WOOPIES lassen es krachen – und sie lesen die »Apotheken Umschau«, sind jedenfalls in der Leserschaft der »Rentner-Bravo« deutlich überrepräsentiert. Kommen Sie mit uns in ein Universum, in dem trotz Gallensteinen und Gürtelrose das helle Licht der Lebensfreude leuchtet. Und lesen Sie, warum die »Apotheken Umschau« die »Bravo« des goldenen Lebensalters ist.

> »Früher hieß meine Bodylotion Nivea. Heute heißt sie Voltaren Forte.«
>
> *Erfahrungsschatz*

Rolf Becker war ein Verleger, wie es ihn heute nicht mehr gibt – unserer ist jedenfalls ganz anders. Becker schenkte nämlich zu seinem Geburtstag jedem Mitarbeiter üblicherweise eine Flasche Veuve Clicquot. Und er spendierte die Stahlskulptur, die vor dem Bundeskanzleramt steht. Becker starb 2014 im Alter von 93 Jahren, aber Gründe, Champagnerkorken knallen zu lassen, gibt es bis heute reichlich. Denn die Zeitschrift, die er erfunden, gegründet und groß gemacht hat, bricht alle Rekorde: Die »Apotheken Umschau« aus dem Verlag Wort&Bild erreicht eine Auflage von mehr als sieben Millionen Exemplaren, das ist sechs Mal so viel wie »Spiegel«, »Focus«, »Stern«, »Bunte« und »Frau im Spiegel« – zusammen.

Knapp 18 Millionen Leser greifen im Monat zu dem alle zwei Wochen erscheinenden Blatt, das Konkurrenten als »Rentner-Bravo« oder als »Stützstrumpf der Nation« bespötteln, aber in Wahrheit sind sie nur neidisch. »Apotheken Umschau«-Leser fiebern der nächsten Ausgabe entgegen wie ein Vampir einem Bluter. Wir kennen Leute, die warten lieber noch ein paar Tage mit dem Gang zur Apotheke, auch wenn der Darm noch so nach Kijimea Plus verlangt, nur damit sie am Ersten oder am Fünfzehnten eines Monats zum neuen Heft greifen können. Eine Apothekerin in Recklinghausen beklagte sich einmal über regelrechte »Zeitungstouristen«.

Das »Süddeutsche Zeitung Magazin« attestierte Becker ein »geniales Geschäftsmodell«. Die »Apotheken Umschau« ist für die Kunden kostenlos, doch weil es im Leben bekanntlich nichts umsonst gibt und der Verlag das Heft nicht aus Barmherzigkeit produziert, zahlen die Apotheker dafür. Wie viel genau, das ist Betriebsgeheimnis, laut Branchenflurfunk richtet sich der Preis nach Abnahmemenge und Heftausstattung (mit Fernsehprogramm oder ohne) und liegt zwischen 35 Cent und einem Euro je Exemplar. So weit, so gut, es kann doch jede Apotheke selber entscheiden, ob sie das Geld dafür ausgibt? Theoretisch ja, praktisch nein. Der Deutschlandfunk zitiert einen Apotheker mit dem Satz: »Der Kunde erwartet, dass wir sie haben. Ich könnte es mir gar nicht leisten, die Apotheken Umschau nicht zu haben.« Und weil das Apotheken-Publikum scharf auf die Umschau ist wie das Skalpell eines Präzisionschirurgen, haben die Reklameanzeigen richtiggehende Apotheker-Preise: Eine ganze Seite in zwei Monatsheften kostet 177.560 Euro, da sind fünf Prozent Kombirabatt großzügigerweise schon abgezogen.

Die erste Ausgabe kam 1956 mit 16 Seiten in einer Auflage von 50.000 Stück heraus. Das Titelblatt atmet den Design-Geist jener Zeit. Auf dem Cover schaut ein Mann mittleren Alters mit Halbglatze und im weißen Arztkittel durch eine randlose Brille prüfend auf die Flüssigkeit in einem Reagenzglas. Der Hintergrund ist düster, man weiß nicht recht, ob man einen lebensrettenden Forscher oder einen lauernden Todesengel vor sich hat. Doch bald zieht Frohsinn in die Heftgestaltung ein. Heft 4/1959 präsentiert uns eine strahlende junge Frau mit einer Gießkanne und dem Slogan »Der erste Schritt in den Frühling!« Ihre karierte Hose und die ärmellose weiße Bluse sitzen bemerkenswert eng, heute würden sich deswegen stets sprungbereite Anti-Sexismus-Aktivistinnen mit Leukoplast vor der Apotheke festkleben. Ein bisschen was ist ja auch dran an dem Vorwurf von Rollenklischees: Der Mann forscht, die Frau gießt Blumen. Ja, es war nicht alles schlecht früher.

Andererseits war die »Apotheken Umschau« schon früh gendermäßig vornedran: Das Novemberheft 1962 behandelt »Die männlichen Wechseljahre« – da war Konrad Adenauer noch Bundeskanzler und wusste mit seinen 86 Jahren wahrscheinlich nicht, dass er seine Andropause schon 30 Jahre hinter sich hatte – ja, wie den meisten Deutschen war ihm vermutlich gar nicht klar, dass auch Männer in die Wechseljahre kommen können, denn seinerzeit war der deutsche Mann noch hart wie Kruppstahl, und zwar bis zum letzten Atemzug. Wenn er überhaupt Wechseljahre hatte, dann bezogen die sich auf alternierende Liebschaften.

Doch was ist nun das Erfolgsgeheimnis der »Apotheken Umschau«? Der Autor des SZ-Magazins meint: »Im Frühling schreiben sie über Schnupfen. Im Herbst auch. Dazwischen über Sommergrippe. Ansonsten über Blasenschwäche, Rückenschmerzen und Darmprobleme. Alle drei, vier Monate empfehlen sie, die Hausapotheke aufzufrischen.« Doch jetzt mal ehrlich: Ist das in Tageszeitungen oder im Fernsehen anders? Mit der schönen Regelmäßigkeit von Ebbe und Flut berichten sie über Frühjahrsgutachten und Herbststürme, dazwischen macht sich das Sommerloch breit, und das jedes Jahr wieder. Ansonsten melden sie die Abwahl charakterloser Oberbürgermeister in ihren Wechseljahren. Im Mai berichten sie, dass Bayern München Fußballmeister wurde. Im nächsten Mai wieder. Doch hat die Wiederkehr des immer Gleichen nicht etwas Beruhigendes, gerade auf uns, die wir schon viel erlebt haben? Fühlen wir uns denn nicht behaglicher, wenn sich nicht immerzu alles ändert?

Was die »Apotheken Umschau« zu einer wahren Meisterschaft entwickelt hat, ist etwas anderes. Wir sind noch nicht dahintergekommen, wie sie es machen, aber es gelingt ihnen: Schon auf der

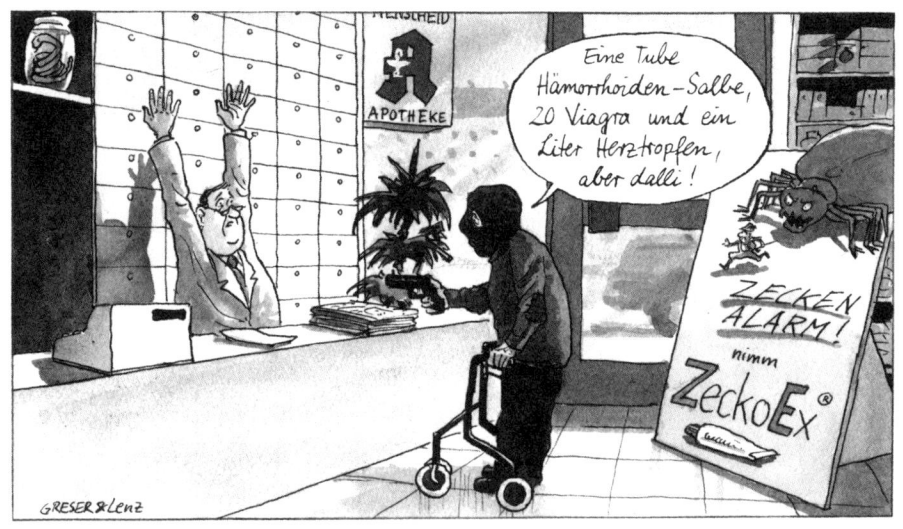

Deutschland droht Altersarmut

Titelseite springen uns Zumutungen an wie grinsende Skelette in einer Geisterbahn – Brustkrebs, Demenz, Inkontinenz, Depression, Diabetes, Reizdarm, Nasenpolypen, Rollatoren, Prothesen, Fußpilz –, und dennoch strahlt das Heft eine ansteckende Lebensfreude aus, ganz nach dem Motto: Das Leben ist schön, du musst nur regelmäßig zur Apotheke geh'n.

Und Humor haben sie, sie können sich sogar selbst durch den Magen- und Darmtee ziehen. In herrlicher Selbstironie kam die »Apotheken Umschau« zu ihrem 66. Geburtstag am 15. Januar 2022 in schmissiger Aufmachung als »Rentner-Bravo« auf den Markt. Mitten in der Corona-Pandemie verhieß sie gleich auf Seite 1 einen »Star-Report zu den Virus-VIPs« – Karl Lauterbach, Sandra Ciesek und Christian Drosten. »Dr. Sommer« informierte über »Blutdrucksenker als Lustkiller«, und ein Comic erzählte eine wunderbare Lovestory zwischen einem Apotheker und einer Diabetikerin. Der Pharmazeut kann der unterzuckerten Dame mit Gummibärchen aushelfen – die Romanze nimmt ihren Lauf.

Kaum zu glauben, dass die beiden Blätter im selben Jahr zur Welt kamen: Am 26. August 1956 lag die erste »Bravo« an den Kiosken, Auflage 30.000, Preis 50 Pfennig. Auf dem Cover: Marilyn Monroe, dazu die überlebenswichtige Frage: »Haben auch Marilyns Kurven geheiratet?« In dem Jahr stand Freddy Quinn mit seinem Lied »Heimweh« auf Platz 1 der Hitparade. Ab 1959 gibt es den Starschnitt, ein raffinierter Verkaufstrick der »Bravo«: Um sich die Idole in Lebensgröße an die Kinderzimmer-Wand hängen zu können, musste man mehrere Hefte kaufen, bis die gesamte Erscheinung komplett war. Der erste Starschnitt-Star: Brigitte Bardot. Für die sechsköpfige Band Village-People brauchte man 53 Teile.

1966 erreicht die »Bravo« erstmals die Millionenauflage. Da dümpelt die »Apotheken Umschau« noch herum: 16 Jahre dauert es, bis die Auflage 1972 auf 500.000 Stück im Monat steigt, erst 1978 sind es eine Million. Wie eine Eigenblutbehandlung wirkt dann die Wiedervereinigung. Becker bietet den ehemals staatlich kontrollierten Apotheken in der dahingeschiedenen DDR seine Zeitschrift gleich nach der Wende für Ostmark an, woraufhin die Auflage auf drei Millionen klettert. Hingegen ist die verkaufte Auflage »Bravo« seit 1998 um 95,3 Prozent gesunken und lag Ende 2022 mit 45.000 Exemplaren im Wachkoma. Wahrscheinlich holen sich die Youngster ihre Lebenshilfe heute bei Influencern im Netz, die WOOPIES hingegen bleiben ihrer Umschau treu.

Was waren das noch für goldene Zeiten: »Von Eltern gefürchtet, von den Kids geliebt« überschrieb das ZDF eine Bravo-Reportage. In der DDR war das Heft verboten. In der alten Bundesrepublik allerdings fanden die Jugendlichen darin Anleitungen für alles, was man im Leben braucht – für Tanzschritte, Häkel-Bikinis, Küssen, Händchenhalten, Petting... »Dös war ja für uns so was Verruchtes, Playboy für die Kloanen«, erinnert sich ein Kunde der ersten Stunde in einer Reportage im Bayerischen Rundfunk. Daran war vor allem einer schuld: 1969 betrat Dr. Jochen Sommer die Bravo-Bühne, eine Kunstfigur. Der wahre Doktor dahinter war Martin Goldstein, Arzt, Psychotherapeut und Religionslehrer. Da die Zielgruppe der »Bravo« von den Zipperlein späterer Lebensjahre noch weit entfernt war, kümmerte sich Dr. Sommer vorwiegend um andere Aspekte der Volksgesundheit: Der Mann empfand sich vor allem als Sexualaufklärer der deutschen Jugend und kassierte dafür sogar eine Abstrafung der Bundesprüfstelle für jugendgefährdende Schriften: 1972 kam die »Bravo« zweimal auf den Index, weil Goldstein den Sittenwächtern zu unbeschwert über Selbstbefriedigung schrieb. Begründung der Behörde: »Die Geschlechtsreife allein berechtigt noch nicht zur Inbetriebnahme der Geschlechtsorgane.«

Die »Apotheken Umschau« versteht sich in jener Zeit eher noch als Zentralorgan einer Altersklasse, in der die Libido-Betriebstemperatur schon wieder abkühlt. In Heft 9/1963 schreibt Dr. Freimut Stein bekümmert: »Der graue Ehealltag stumpft ab.« Als Gegenmittel empfiehlt er nicht sündige Dessous, sondern züchtige Artigkeiten: »Das Essen ist dir ausgezeichnet gelungen.« – »Du gefällst mir, wenn du so reizend lachst.« – »Ich bin froh, daß ich deinen starken Arm habe.« Und endet mit dem Plädoyer: »Grundlage aller Liebesformen muß die gegenseitige Achtung und Rücksichtnahme sein.« Da brauchen Sie jetzt gar nicht so reizend zu lachen, der Mann hat nämlich recht.

15 Jahre lang, bis 1984, blieb Goldstein der Dr. Sommer und urteilte später abgeklärt, die modernen Jugendlichen seien zwar informierter als ihre Altersgenossen aus den 70ern, aber genauso unsicher: Damals hätten Mädchen gefragt, ob sie vom Verzehr von Sperma schwanger werden, heute wollten sie wissen: »Wie viele Kalorien hat Sperma? Wird man davon dick?« Tausende von Briefen mit solchen und ähnlichen Fragen erreichten das Sommer-Team jede Woche. »Bravo«, erinnert sich der Gründungsverleger Helmut Kindler, »hat in Sachen Aufklärung den Eltern die Verantwortung abgenommen.«

Als Kind hatte der selbstverständlich unaufgeklärte Goldstein selbst noch Fragen gehabt. »Woran habt ihr gesehen, dass ich ein Junge bin?«, löcherte er seine Mutter, als die ihn nach dem Baden abtrocknete. »Seine Mutter«, schrieb der »Spiegel« im Sommer 2012 zum Tode von Goldstein, »schaute auf den Boden und sagte, Mädchen sähen untenrum anders aus«. Im Dienst der »Bravo« wusste Dr. Sommer auf die abstrusesten Fragen aufklärerische Antworten. »Was muss ich beim Küssen mit der Zunge machen?« – »Kann man ein Kondom zweimal verwenden?« – »Ab wann weiß man, dass man schwul ist?« – »Kann man durch Badewasser schwanger werden?« – »Bekommt man von Onanieren Pickel?« – »Ist ein Knutschfleck krebserregend?« – »Ist Oralsex pervers?« – »Ist Rauchen schlecht für den Busen?« – »Wird man süchtig, wenn man einen Haschraucher küsst?« – »Wird man vom Joggen impotent?«

Und wieder ändern sich die Zeiten. Die Rolle als Vorkämpferin an der medizinisch-psychologischen Aufklärungsfront hat unterdessen die »Apotheken Umschau« übernommen, sie versteht sich mittlerweile als der wahre »Dr. Sommer«. Das ist beileibe keine Aufschneiderei, denn wie die »Bravo« behandelt die »Apotheken Umschau« das Untenrum ganz ohne Oberlehrerton. So wird schon im Sommer 1979 in Heft 7B die brennende Frage erörtert: »Läßt die Pille unerwünschte Haare sprießen?« Gleich daneben gibt es »5mal 100 D-Mark zu gewinnen«. Ist das nicht schön: Wer gewann, konnte das Preisgeld gleich für Haarentfernungsmittel in die Apotheke tragen. Jaja, geschäftstüchtig war er schon auch, der spendable Herr Becker.

Aber jetzt werden wir wieder ernst und sagen voller Hochachtung: Die Kolumne »Keine Tabus! Antworten auf vermeintlich peinliche Gesundheitsfragen« rührt an unser Herz. Zugegeben, da gibt es eher läppische Probleme wie »Ich schwitze sehr stark unter der Brust und im Schritt«. Und auch die Frage »Egal was ich tue: Meine Füße stinken schrecklich, wenn ich die Schuhe ausziehe. Was hilft?« haut einen jetzt auch mit wohlriechenden Füßen nicht gerade aus den Pantoffeln, aber dann kommt's: »Ich pflege meinen demenzkranken Vater, beim Waschen bekommt er manchmal eine Erektion. Wie soll ich damit umgehen?« Die Antwort der Krankenpflege-Ausbilderin Jowitha Rößler aus Eutin ist so unverdruckst, so voller Wärme und Lebensklugheit – Chapeau. Das hätte sich der Bravo-Dr.-Sommer nicht getraut, darauf wetten wir fünf mal 100 D-Mark.

Doch nicht nur in Sachen Sex war »Bravo« aufklärerisch: Sie empfahl Mädchen für einen gesunden, frischen Teint: »Das Gesicht mit Schnee einreiben«. Belegte Zähne sollte »Fräulein« mit einer Zitronenscheibe aufhellen. Und wie kriegt man die Pickel weg? »Ein wirksames Mittel gegen zu fette Haut ist die Kartoffelkur.

Reiben Sie das Gesicht mit rohen Kartoffelscheiben ab. Nach 15 Minuten lauwarm abspülen.«

Kosmetik-Tipps bietet die »Apotheken Umschau« natürlich auch, zudem Kochrezepte, Preisrätsel, Pflanzenthemen und Reiseziele. Und sie traut sich immer wieder was. Im Juli 1975 variiert sie den Satz, dass hinter dem Erfolg eines Mannes immer (s)eine Frau stehe, mit dem Zusatz »übrigens auch: hinter seinem Mißerfolg«. Da wurde so manche WOOPIE-Leserin sicher schmallippig. Ja, ihrer Kernzielgruppe erspart die Umschau selbst bittere Wahrheiten nicht, so in Heft 10/1978 mit der schonungslosen Erkenntnis: »Wenn man mit sich selbst ehrlich ist – und das sollte man eigentlich sein –, muß man leider feststellen, daß mit dem Altern auch das geistige Leistungsvermögen nachläßt.« Das haben wir nicht gerne gelesen. Ehrlichkeit gut und schön, aber reicht es nicht, wenn sie sich gegen andere richtet? Da gefällt uns schon viel besser, wie im Mai 2022 unter der Überschrift »Ich glaub, ich hab das auch« Modekrankheiten aufs Korn genommen werden. »Zum Zeitgeist jeder Epoche gehören auch ihre charakteristischen Leiden«, stellt die Autorin fest. Eine Kollegin von uns drückte das drastischer aus. Wenn sich eine Mitarbeiterin mal wieder als unpässlich abmeldete, kommentierte sie spitz: »Die kriegt immer die Krankheit, die gerade in der neuen ›Brigitte‹ rezensiert wurde.« Den Satz über das nachlassende geistige Leistungsvermögen haben wir übrigens schon wieder vergessen.

Und so zieht die »Apotheken Umschau« im besten WOOPIE-Alter ihre Bahn mit dem Gleichmaß eines Lymphomaten. Ganz nebenbei widerlegt sie die Volksweisheit »Was nix kostet, das taugt nix«. Klar nehmen die Kunden das Heft mit, weil es gratis ist, aber es wird auch gelesen, im Durchschnitt jede Ausgabe eine Stunde und 31 Minuten lang. Fast vier Mal wird jedes Heft zur Hand genommen, was die Werbewirtschaft ebenso entzückt wie der langfristige Themenplan, an dem sie ihre Anzeigenkampagnen ausrichten kann. Dadurch kann man sich bereits im Vorjahr darauf freuen, dass die Apotheken Umschau im Januar 2024 Haarausfall und Prostata behandeln wird und im Februar 2024 innere Unruhe und Gürtelrose. Geraten? Nein, steht so im Mediaplan (Stand März 2023).

Alles paletti also? Na ja, die Zukunft ist offen. Deswegen spricht nicht nur Sorge um die Volksgesundheit aus dem Beitrag »Wir müssen die Vor-Ort-Apotheken retten« (Mai-Heft 2022). Denn nach und nach graben Online-Medikamente-Versandhändler den Apotheken das Heilwasser ab, und dem Leib- und Magen-Blatt gehen Abnehmer verloren, wenn stationäre Apotheken zumachen. Doch mit der ihr eigenen Umsicht hat die Umschau den Sprung ins digitale Zeitalter längst geschafft wie der Tiger, aus dem der nach ihm benannte Balsam gewonnen wird. Auf apotheken-umschau.de sind im Netz sowohl einzelne Beiträge der gedruckten Ausgabe als auch die Hefte der beiden zurückliegenden Jahre abrufbar, und auf der Plattform gesundheit-hören.de wartet ein eindrucksvolles Audio-Angebot auf ein Publikum mit und ohne Hörgerät, das sich für »Siege der Medizin« begeistern, den »Zucker-Detektiv« ermitteln sehen oder »Einmal täglich Glück« erleben möchte. In »Frau Doktor, übernehmen Sie!« berichten Medizinerinnen über ihren Berufsweg, zudem spricht Umschau-Chefredakteurin Julia Rotherbl mit Power-Frauen über Wechselfälle des Lebens. Und im Podcast »Ne Dosis Wissen« berichten der Umschau-Chefredakteur und Arzt Dr. Dennis Ballwieser und die Gesundheitsredakteurin Dr. med. Laura Weisenburger kurzweilig über »Neue diagnostische Referenzwerte für Röntgenanwendungen« oder über »Endometriose – Chamäleon der Gynäkologie?«. Dieser Podcast wendet sich an »Health Professionals«, das schließt die Leser der Umschau natürlich ein. Von denen hält sich jeder Dritte nämlich für einen Experten in medizinischen Fragen, in der Gesamtbevölkerung sind es deutlich weniger.

Den Traditionalisten aber, die an ihrer Papier-Umschau hängen und Podcasts, Facebook und Instagram für so nötig halten wie einen Kropf, rufen wir zum Schluss aufmunternd zu: Keine Sorge, eines ist so sicher wie der Stempel auf dem Rezept: Erst wenn die letzte Apotheke geschlossen hat, werden die Online-Pillenbesteller merken, dass DocMorris keine »Apotheken Umschau« verschickt.

# Wie wär's mit einem leichten Frühstückswein?

**Vorsicht, Suchtgefahr! Dieser Text enthält wohlwollende Betrachtungen zum Alkoholgenuss**

Wein, da kann's ja keinen Zweifel geben, tut gut. Aber ist er auch gesund? Folgen Sie uns auf Streifzügen durch die Welt der Reben-Trinker. Es treten auf: ein durchgeknallter Anti-Aging-Prophet, der weise Meister Goethe sowie eine Runde lebensfroher Menschen, die einen Kinofilm zum Erfolg trinken könnten. In den Hauptrollen: vier Männer, eine Frau und fünf Flaschen Wein. Zum Wohlsein!

»Trinkt, o Augen, was die Wimper hält,
von dem goldnen Überfluß der Welt!«
*Gottfried Keller, 1819 bis 1890*

Über Wein gibt es mehr Weisheiten, als Reben im Rheingau stehen. Weit ist der Wingert zwischen dem Stoßseufzer »Die Frauen und der Suff, das reibt die Männer uff« und Konrad Adenauers Erkenntnis »Ein gutes Glas Wein ist geeignet, den Verstand zu öffnen«. Aber was stimmt denn nun? Ruiniert das tägliche Gläschen in Ehren erst die Leber, dann das Leben – oder trifft Wilhelm Buschs Vers zu: »Rotwein ist für alte Knaben eine von den besten Gaben«? Folgen Sie uns in Bacchus' Reich und denken Sie immer daran: »Weinlesen macht nicht betrunkener, als Büchertrinken belesener macht« (Elke Heidenreich).

Und nun nennen Sie, verehrte Leserin, lieber Leser, bitte drei Rebsorten mit R! Riesling geht leicht, manchen fällt vielleicht Ruländer ein, Fortgeschrittenen möglicherweise Regent. Und was ist mit Resveratrol? Beginnt zwar mit R und findet sich im Wein, ist aber keine Rebsorte. Allerdings stieg Reservatrol kometenhaft am

Anti-Aging-Himmel auf – ein Elixier, das ein langes Leben und eine glatte Haut bis zur Bahre verspricht. Was ist dran? Chemisch gesehen gehört Resveratrol zur Gruppe der sekundären Pflanzenstoffe und hier zu den Polyphenolen. Größere Mengen des Stoffes enthält die Schale roter Trauben, auch in Erdnüssen und im Japanischen Staudenknöterich kommt er vor.

Aber warum gilt Resveratrol als Jungbrunnen? Da kommt das »französische Paradoxon« ins Spiel. Wissenschaftler hatten in den 90er Jahren festgestellt, dass die Franzosen, obwohl sie tonnenweise ungesundes Baguette essen, todbringende Gitanes rauchen und sich bei der populären Sportart Pétanque nur maßvoll bewegen – manche bücken sich nicht einmal nach der Metallkugel, sondern ziehen sie mit einem Magneten an einer Schnur nach oben –, dass also in Frankreich die Gefahr, an Herz-Kreislauf-Erkrankungen zu sterben, so gering ist wie in keinem anderen Land der westlichen Welt. Und was trinkt der Franzose zu Baguette, Gitanes und Pétanque? Genau: Bordeaux, Burgunder, Beaujolais, Côtes du Rhône, Châteauneuf-du-Pape. Voilà, da haben wir den Beweis, Rotwein macht das Leben lang.

Leider ist der Zusammenhang so schütter wie das Haar von Louis de Funès. Seriöse Belege, dass Resveratrol das Leben verlängert, gibt es nicht. Dem amerikanischen Kardiologen Dipak Kumar Das, der in den 90er Jahren die Fama des Stöffchens als Jungbrunnen in die Welt setzte, wurden Fälschungen in mehr als 20 Publikationen nachgewiesen. Über die Frage, ob Weintrinker eine leichte Beute für den Sensenmann sind oder ihm eine gerötete Nase drehen, streiten Mediziner allerdings seit Jahrtausenden. Asklepiades, ein griechischer Arzt, der im ersten Jahrhundert vor Christi Geburt in Rom praktizierte und der Menschheit die Erfindung des Luftröhrenschnitts vermachte, verordnete gegen allerlei Beschwerden Diäten, Bäder, Schwitzen, Wasserkuren – und Wein in solchen Mengen, dass er bald den Beinamen »Der Weingeber« weghatte. Nebenbei war er überzeugt, dass die passive Fortbewegung in Wagen oder Schiffen der aktiven Bewegung per pedes, wie man damals sagte, überlegen sei. Arabische Gelehrte des Mittelalters empfahlen Wein nicht in Maßen, sondern in Massen – eine For-

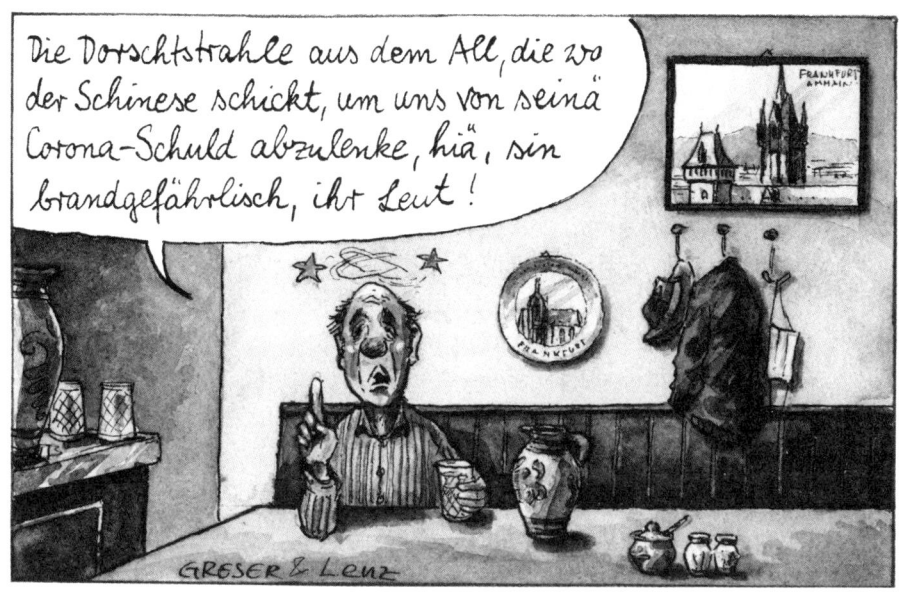

mulierung, die erkennen lässt, was die sogenannten Rechtschreibreformatoren in ihrem Wahn, das scharfe S auszumerzen, ums Haar angerichtet hätten. Sie – die arabischen Gelehrten, nicht die Rechtschreibpfuscher – glaubten, dass es gesundheitsfördernd sei, sich einmal im Monat zu betrinken, da der dem Rausch folgende Schweißausbruch den Körper reinige und der Tiefschlaf die Lebensgeister erfrische. Wir wissen nicht, wie es Ihnen geht, aber wenn wir ordentlich einen sitzen hatten, wachen wir nicht frisch und frohgemut auf, sondern Schlags kaputt, eher fröstelnd und vor allem mit Kopfweh.

Zu den Kostverächtern gehörte hingegen Christoph Wilhelm Hufeland (1762 bis 1836), Leibarzt Goethes, Schillers und Herders. Er wetterte, dass »spirituöse Getränke die Lebensconsumtion auf eine fürchterliche Art« beschleunigen, vielerlei Krankheiten und »eine schreckliche Abstumpfung des Gefühls im Physischen und Moralischen« hervorrufen. Wein sei »keineswegs eine Nothwendigkeit zum langen Leben«. Notwendig vielleicht nicht, aber auch nicht hinderlich, denn sein Patient, der Dichterfürst, pfiff auf des Arztes Rat, trank fast jeden Tag zwei Flaschen Wein, manchmal vier, und lebte zehn Jahre länger als der Abstinenzler Hufeland. Der Korrektheit halber muss man allerdings erwähnen, dass der Wein seinerzeit weniger Alkohol enthielt als heute. Ein bis zwei Flaschen am Tag galten als ortsüblich, und ein Zeitgenosse Goethes schreibt, »dass dies für einen kräftigen, im Lande des Weines geborenen und aufgewachsenen Mann eine bescheidene Portion« sei.

Überhaupt wäre Goethe ohne Wein nicht als Dichterfürst in die Weltgeschichte eingegangen, sondern schon im Kindbett. Das wissen wir aus einem Brief, den Bettina von Brentano am 4. November 1810 an Goethe schrieb: Von seiner Mutter habe sie erfahren, dass er »schwarz und ohne Lebenszeigen« geboren worden war und man ihn daraufhin »in einen sogenannten Fleischarden« legte, der »mit Wein« gefüllt war, »und wenig später erscholl der Ruf der Großmutter Textor: Räthin! Er lebt!«.

Doch wer hat nun recht, Asklepiades oder Hufeland? Studien aus den letzten Jahren scheinen eine segensreiche Wirkung von Wein auf Herz und Kreislauf zu belegen. Kurzgefasst wird den Farb- und Gerbstoffen vor allem im Rotwein die Fähigkeit zugeschrieben, die Adern vor Arteriosklerose zu schützen, das böse LDL-Cholesterin zu senken, das gute HDL-Cholesterin zu fördern und die spontane Bildung gefährlicher Blutgerinnsel zu hemmen, die den Herzinfarkt auslösen. Die Einwände gegen diese These sind leider nicht ganz von der Hand zu weisen. Ja, die Franzosen trinken mehr Rotwein und bekommen seltener Herzleiden als die Deutschen, aber die Franzosen fliegen beispielsweise auch häufiger mit Air France als mit der Lufthansa. Will sagen, der Zusammenhang zwischen Weinkonsum und Herzinfarktrate kann rein zufällig sein, wie überhaupt, wenn zwei Umstände zusammentreffen, der eine nicht die Ursache des anderen sein muss. Gut möglich, dass die Mittelmeeranrainer seltener Herz bekommen, weil sie allgemein lockerer drauf sind und die Pumpe deswegen länger schnurrt. Rotweinkonsum und Gesundheit bedingen demnach einander nicht, sondern haben eine gemeinsame Ursache, nämlich eine heitere Lebenseinstellung.

Sicher ist: Resveratrol-Pillen sind so sinnlos wie Rotwein/Cola. Doch obwohl die europäische Behörde für Lebensmittelsicherheit (EFSA) Aussagen über die Wirkung von Resveratrol als nicht ausreichend belegt einstuft, wird der synthetisch hergestellte Stoff legal verkauft. Im Internet gibt es Drei-Monats-Rationen für 20 Euro aufwärts, unsere Verzehrempfehlung lautet allerdings: Kaufen Sie sich für das Geld lieber zwei Flaschen anständigen Spätburgunder.

Genau das hätte der erwähnte Herr Professor Das auch tun sollen. Laut Dante ist nämlich »vom Urbeginn der Schöpfung dem Wein eine Kraft beigegeben, um den schattigen Weg der Wahrheit zu erhellen«. Hätte Das das beherzigt, wären ihm auf dem Weg in die wissenschaftliche Unredlichkeit nicht alle Lampen ausgegangen. Und weil D und G in der Finsternis der Lüge nicht wandern wollen, verabreden sie sich in der Steinberg-Kellerei des Klosters Eberbach mit Gesprächspartnern, die sich Vino und Veritas gleichermaßen verpflichtet fühlen: den Winzern Kathrin Puff und Dr. Andreas Wagner sowie dem Journalisten Peter Badenhop. Im Lauf des Gespräches wird Frau Puff etwas sehr Schönes sagen, nämlich: »Wir sind nicht wichtig für die Welt, aber es ist wichtig, dass wir hier sind.«

Morgens um acht einen leichten Frühstückswein? Da muss sich der Herr Dr. Wagner überwinden – »aber nur am ersten Tag. Am zweiten kommt man dann so in einen Flow«. Es ist aber nicht so, wie Sie jetzt vielleicht denken, Herr Wagner ist kein Wermutbruder, der quasi noch auf der Bettkante schon einen intus hat, sondern Winzer, der im Januar oder Februar Weine vor deren Abfüllung verkostet, und zwar morgens, denn betriebswirtschaftlich bedeutsame Entscheidungen trifft man am besten mit ausgeruhten Geschmacksnerven. Herr Badenhop wirft dafür den Begriff »kalibrieren« ein. Den habe ein bekannter Weintester geprägt, und er finde ihn ganz treffend, denn wie der Fotograf vor dem Fotografieren müsse der Winzer vor dem Probieren erst einen »Weißabgleich« seiner Geschmacksknospen machen, nur halt nicht mit der Kamera, sondern mit Zunge und Gaumen.

»Trinken Sie morgens ganz alleine?«, fragt D und meint es ganz harmlos, doch es klingt wie die Therapeutenfrage »Haben Sie noch andere Probleme?«. Da kennt Herr Badenhop gleich noch einen – Therapeut: »Haben Sie ein Alkoholproblem?« Patient: »Nein, es ist kein Problem, es ist ein Hobby.« Bei Theodor Fontane, so weiß Herr Wagner, gibt es den Satz: »Er ist ein guter Frühstücker« – will sagen: Er trinkt morgens eine Flasche Riesling. Jetzt will Herr Badenhop es wissen: »Wie viel können Sie als Profis vertragen, ohne Ausfälle zu zeigen?« Kurzes Zögern, dann bekennt Herr Wagner stockend: »Eine Flasche...« – »...ist schon ordentlich«, ergänzt Frau Puff, die als ambitionierte Läuferin schon der Sport davon abhält, »abends über die Stränge zu schlagen«, ihr gefestigter Charakter sowieso. Unwidersprochen bleibt Herrn Badenhops Feststellung, dass früher sehr viel mehr getrunken wurde als heute – »auch von uns«, wie G der Klarstellung halber hinzufügt. Das ist der Punkt, an dem solche Gespräche gern ins Nostalgische drehen, und Herr Wagner ist es, der den Schlüsselsatz formuliert: »Da hat sich viel verändert« – diesmal kommt die Präzisierung von D: »Und zwar zum Schlechteren.«

An dieser Stelle, liebe Leserin, lieber Leser, stimmen wir voll und ganz der »Apotheken Umschau« zu: »Risikofreien Alkoholkonsum gibt es nicht.« Ob es eine unschädliche Freimenge gibt, das sprichwörtliche »Gläschen in Ehren«, wird in der Medizin kontrovers diskutiert. In Deutschland gelten für Frauen 12 Gramm Alkohol am Tag und für Männer 24 Gramm als »risikoarmer Konsum«, und das an höchstens fünf Tagen pro Woche. Zur Orientierung: Ein Glas Bier mit 0,33 Liter entspricht etwa 13 Gramm Alkohol, ein Glas Wein mit etwa 0,2 Liter bringt es auf ungefähr 16 Gramm. Wenn Sie wissen möchten, ob Sie schon im Schattenreich der Sucht angekommen sind, können Sie das auf der Internetseite www.kenn-dein-limit.de/alkohol-tests/alkohol-selbsttest/ erfahren.

Es bleibt allerdings die Frage, warum man sich in vielen Sprachen der Welt seit jeher »Zum Wohl« wünscht, wenn Alkohol grundsätzlich von Übel ist. Eine Marketingmasche der Wein-Lobby? Und woher kommt das gute, alte deutsche Sprichwort »Ein Glas Wein auf die Suppe ist dem Arzt einen Taler entzogen«? Er lese so gut wie jede neue Studie über die Gefahren des Alkoholkonsums, sagt Herr Badenhop – zur Selbstrechtfertigung am liebsten die, die das Gläschen in Ehren gutheißen. Und führt das Gespräch ins Bekenntnishafte: »Bin ich Alkoholiker, weil ich jeden Tag ein Glas Wein trinke?« Die Antwort gibt er selbst: »Ehrlich gesagt, wahrscheinlich schon.« G's kurze Antwort »Nö« kontert er mit dem Hinweis, wenn er zwei Tage lang keinen Wein trinke, freue er sich dermaßen auf das nächste Glas, »und das ist für mich ein Zeichen von Entzug«. G widerspricht: »Entzug ist negative Energie, zum Beispiel wenn Sie Ihre Familie verprügeln wollen. Das ist ganz etwas anderes als die Vorfreude auf den nächsten Schoppen. Damit kommen Sie nicht durch als Alkoholiker.«

Da zitiert Herr Badenhop die bedenkenswerte Sucht-Definition eines mit ihm befreundeten Psychiaters: »Bedenklich wird es dann, wenn du bereit bist, einen sozialen Preis zu zahlen. Wenn du deiner Frau sagst, du hast drei Bier getrunken, obwohl es fünf waren, damit fängt es an.« Das lässt G so nicht gelten: »Aber man zahlt auch einen sozialen Preis, wenn man nichts trinkt. Dann wird man nämlich nicht mehr eingeladen.« Oder wir müssen zum Trinken auf den Balkon wie die Raucher. Andererseits: Ist eine fröhliche Runde bei Apfelsaftschorle vorstellbar? Nach Loriot vielleicht möglich, aber sinnlos. Es ist Frau Puff als umsichtige Gastgeberin, die ein Fazit zieht: »Natürlich geht es auch ohne Alkohol, aber ich stehe dazu, dass ich gerne ein Glas Wein trinke, als Genussmittel. Darin kann man ein Laster sehen, ich sehe es als Lebensqualität. In vielen Ländern steht eine Flasche Wein zum gemeinsamen Essen wie selbstverständlich auf dem Tisch. Darüber macht sich niemand einen Kopf, und es sind alles gesunde Leute.« Zum Beispiel die Franzosen.

Eine andere Frage ist, ob man erwachsenen Menschen immerzu mit dem volkspädagogischen Zaunpfahl kommen muss. In Irland drucken sie neuerdings mit Zustimmung der EU auf die Gebinde alkoholischer Getränke Hinweise, die vor Trunksucht warnen. Schon recht, aber auch zu wenig Bewegung ist ungesund. Müssen wir demnächst also mit Warnetiketten auf Sofas und Stühlen rechnen? Formulierungsvorschlag: »Zu viel sitzen ist ungesünder als gelegentlich einen sitzen.« Denn jetzt mal ehrlich: Lässt sich jemand, der sich nicht am Riemen reißen kann, wirklich von der Warnung

»Alkohol kann die Leber schädigen« von der Flasche abbringen? Allein das Wörtchen »kann« ist doch interpretationsmäßig so offen wie ein Weingut am Tag der offenen Tür. »Kann die Leber schädigen« heißt nämlich »mag schon sein, muss aber nicht«. Nein, wer Schwache der Flasche entwöhnen will, muss schon zu anderen Kalibern greifen. Wie wäre es mit der anschaulichen Beschreibung der siebten von zehn Stufen des Alkoholismus: »Verlust der Muttersprache gepaart mit Problemen, Mageninhalt zu kontrollieren, im Ansatz Hang zum Größenwahn, maximale Attraktivität gegenüber dem anderen Geschlecht erreicht.«

»So, dann wollen wir mal«, ruft D die Runde zur Ordnung, die nämlich nicht bloß zum Plaudern zusammengekommen ist, sondern sich eine Abendordnung gegeben hat. Das Setting folgt der Idee der Blindverkostung, dafür haben Frau Puff und die vier Herren je eine Flasche Wein mitgebracht, deren Etikett verdeckt bleibt. Herr Wagner legt vor. Nach dem Einschenken herrscht eine Weile Stille, dann fällt das schöne hessische Wort »fruchtisch«. Zustimmendes Gemurmel, dann wieder Stille. G wagt sich mit den Worten »Ich bin hier ja der Unkundigste« als Erster hinter dem Rebstock hervor und sagt: »Weißwein.« Frau Puff, Gastgeberin durch und durch, überspielt die Peinlichkeit und charakterisiert den Tropfen als »schön blumig, keine Säurekeule« und als einen, »der einen eher in Ruhe lässt, damit kann man sich einen schönen Anfang machen«. Messerscharf folgert Herr Badenhop: »Ein Riesling ist es nicht.« Stimmt, aber was es nicht ist, war ja nicht die Frage. »Scheurebe«, wirft D ein, was für die Kenner auch nicht viel intelligenter klingt als »Weißwein«. Herr Badenhop tippt auf Silvaner. Auch nicht. »Ich lege meine Hand dafür ins Feuer, dass niemand darauf kommt, was es ist«, sagt Herr Wagner, dem es als Krimiautor offenbar Freude macht, falsche Fährten zu legen. »Dabei ist es eine Rebsorte, die jeder kennt.« Die Blumigkeit und das leichte Birnenaroma lassen Frau Puff an einen Weißburgunder denken.

G ist das alles zu abgehoben. Er will jetzt endlich wissen, inwieweit das, was Winzer und Weinkenner als »blumig« oder leicht abschätzig als »geschmeidig« titulieren, mit der Weinwahrnehmung von Konsumenten wie Ihnen und ihm zu tun hat: »Wollen die Leute nicht eher einen geschmeidigen Wein?« Herr Badenhop outet sich als »angelernter Konsumschreiber, ich bin ja weit weg von den großen Jungs wie Stuart Pigott und so, aber auch ich schreibe vielleicht über die Top-Zehn-Prozent der Weine«. Er berichtet von einer Weinreise durch Kalifornien, an deren Abschlussabend renommierte Sommeliers die Weine aussuchten – »und mir hat nicht einer geschmeckt, obwohl jeder von uns eine Zeche von 250 bis 300 Dollar auf dem Deckel hatte«. Frau Puff, die das Gewerbe kennt, ergänzt: »Pro Glas.«

G hingegen will keine Überspanntheiten von Sommeliers, sondern erwartet, »dass das Getränk verlässlich ist«. Genau das vermutet auch D: Dass der Durchschnittskonsument, dem der Jahrgang 2019 gemundet hat, erwartet, dass der 2020er genauso schmeckt – »wie bei McDonald's, wo der Hamburger auch immer und überall gleich ausfällt«. Beim Wein ein Ding der Unmöglichkeit, sagt Frau Puff. Weingüter gäben sich alle Mühe, eine gleichbleibende Qualität zu halten, aber dass unterschiedliche Jahrgänge ein und derselben Lage sich nicht gleichen wie ein Ei dem anderen, »das wird schon akzeptiert«. Dennoch sei es natürlich wichtig, eine wiedererkennbare Typizität von Lage und Rebsorte zu bieten. Herr Wagner hat beobachtet, dass seinen Kunden nicht so sehr die Jahrgangsdifferenz auffällt als vielmehr der Reifeunterschied: Ein perfekt gereifter Grauburgunder schmeckt anders als derselbe Wein, wenn er gerade frisch abgefüllt ist.

Jetzt wird Herr Badenhop leicht ungeduldig, er möchte endlich wissen, was er im Glas hat. Herr Wagner löst auf: Zur allgemeinen Verblüffung handelt es sich um einen Grünen Veltliner vom »sehr geschätzten Kollegen Markus Keller in Worms«. Grüner Veltliner in Rheinhessen? Bis in die 60er Jahre sei diese Rebsorte, die man fast ausschließlich in Österreich verortet, in Rheinhessen durchaus verbreitet gewesen, klärt Herr Wagner auf, als Ergänzung zum Silvaner.

Wie verändert sich der Weingeschmack im Laufe eines Lebens, welche Rolle spielt die Herkunft? Die These »Je jünger und je Ruhrpott, desto lieber süß« sorgt in der Runde für eine lebhafte Diskussion. Was das Alter angeht, wird sie gestützt durch die Geisenheimer Weinkundeanalyse, in der der Herr Professor Gergely Szolnoki ermittelte, dass die Vorliebe für trockene Weine von 32 Prozent bei den Jüngeren kontinuierlich auf 45 Prozent der Konsumenten im Rentenalter steigt. Heißt aber auch, dass selbst die Gruppe der reiferen Trinker insgesamt mehrheitlich zu halbtrockenen (35 Prozent) und lieblichen oder süßen Weinen (20 Prozent) greift. Außer dem Alter spielen auch andere Faktoren für die Position auf der Süß-trocken-Skala eine Rolle: »Mit sinkendem Bildungsabschluss, Einkommen und Konsumintensität sinkt auch der Anteil an trockenem Wein«, stellt die Geisenheimer Analyse fest.

Herr Wagner beschreibt seine und die Weinsozialisation seiner Kinder so: Halbstarke nehmen zu Partys Wein mit, den man »gut mit Cola oder Limo mischen kann« – dass Wein nicht nur als süße Schorle oder mit 40 Gramm Restsüße schmeckt, sei hingegen eine Erfahrung von Erwachsenen. D hingegen zieht die Behauptung eines generellen Süß-trocken-Lifetime-Kontinuums in Zweifel und erinnert sich, dass in seinen Jugendjahren im Markgräflerland auch Jüngere trockenen Gutedel tranken, »niemand hätte eine süße Plörre auch nur angerührt«, G macht auf den regionalen Aspekt aufmerksam und sagt, der ganze Ruhrpott sei in seiner Jugend »mit süßem Wein geflutet worden«. Überhaupt galt im Ruhrpott jemand, der Wein trinkt, »als überkandidelt oder als einer, der was Besseres darstellen will«. Dass man nicht aus dem Ruhrpott kommen muss, um trockenen Wein zu verschmähen, bewies Mark Twain mit dem Satz: »Die Deutschen lieben Rheinwein. Er wird in schlanke Flaschen gefüllt und für ein gutes Getränk gehalten. Von Essig unterscheidet er sich durch das Etikett.« Frau Puff meint in ihrer Krefelder Jugendzeit beobachtet zu haben, dass in ihrer Clique süß nicht des Geschmacks wegen getrunken wurde, sondern »weil es stärker knallt«. Einig ist sich die Runde allerdings darin, dass alles Süße, zumal in der Kindheit, als zugänglicher empfunden wird als das Herbe. »Babyessen ist süß«, sagt Herr Badenhop, aber auch das scheint kein Naturgesetz zu sein, denn Frau Puffs dreijährige Tochter mag am liebsten Fleischwurst. »Aus dem Mädel wird was«, prophezeit D anerkennend.

Wie auf ein Stichwort fällt die Runde über die opulente Platte mit Fleischwurst, Buletten und Brot her, die Frau Puff aufgetischt hat.

Derweil dreht sich das Gespräch um die Frage nach dem Weingebinde der Zukunft. Glas gerät zunehmend in die Kritik, weil die Herstellung viel Energie verbraucht. »Flaschen sind nicht das Nachhaltigste auf der Welt«, sagt Frau Puff und ist dabei im Einklang mit prominenten Weinkritikern wie Jancis Robinson und Hugh Johnson, die dazu aufgerufen haben, Wein in neuartige Verpackungen wie »Bag in Box« oder Dosen abzufüllen. Einig ist sich die Eberbacher Runde, dass sich Kunststoff-Weinschläuche in einem Karton (»Bag in Box«) allenfalls für einfache Partyweine durchsetzen werden. Dabei ist das Prinzip, Wein in zusammengenähten Tierhäuten aufzubewahren, uralt, das Gleichnis vom »Neuen Wein in alten Schläuchen« wird Jesus zugeschrieben. Herr Badenhop sieht die Zukunft in leichterem Glas und im Verzicht auf schwere, geprägte Flaschen wie beim Châteauneuf-du-Pape, auf Kapseln und auf aufwendige Etiketten. Da ist Herr Wagner skeptisch: Leichtglas und Mehrweg-Prinzip schlössen sich aus, auch im Online-Handel sei Glas, weil bruchanfälliger, ungeeignet. Er setzt auf konsequente Mehrweg-Systeme. Stimmt ja tatsächlich: Warum spülen wir die benutzten Flaschen nicht und füllen sie wieder? Bei Mineralwasser und Bier machen wir es ja auch.

Gute Idee, doch bis dahin ist es noch ein weiter Weg. Zwar hat sie niemand gezählt, aber Kenner vermuten, dass allein in Deutschland mehr als 400 unterschiedliche Weinflaschentypen im Umlauf sind, für Mehrweg- oder Pfandsysteme bräuchte es freilich eine überschaubare Zahl normierter Standardflaschen wie beim Mineralwasser. Sechs Flaschentypen halten Fachleute für sinnvoll – den Widerstand gegen die Abschaffung des Bocksbeutels, der Rheingauer Flöte oder der Sachsen-Keule kann man sich lebhaft vorstellen. Dazu kommt, dass das Mehrweg-Prinzip laut Bundesumweltamt seinen Vorteil verliert, wenn die Flaschen weiter als 600 Kilometer zum Abfüller zurücktransportiert werden müssen. Chianti-Leergut von Frankfurt in die Toskana zurückzufahren wäre also Unfug – und Importware macht im deutschen Weinmarkt laut einer Übersicht des Deutschen Weininstituts 55 Prozent der Menge aus.

Der Teufel steckt also in der Flasche und eine zugleich einfache wie überzeugende Lösung gibt es nicht. Laut Bundesumweltministerium haben zwar Mehrwegflaschen »in einer gesamtökologischen Betrachtung die Nase vorn«, andererseits gebe es Getränke, bei denen »der ökologische Nutzen der Pfandpflicht den Aufwand einer Umstellung auf Mehrweg derzeit nicht rechtfertigen würde«. Das gelte zum Beispiel für Wein und Spirituosen. Dennoch: Es kommt Bewegung in die Sache. Die Weinheimat Württemberg eG hat im März 2023 die erste 0,75-Liter-Mehrwegflasche für Wein vorgestellt, als Grundlage eines kompletten Pfandsystems. Zum Start haben sich rund ein Dutzend Genossenschaften für das Mehrweg-System angemeldet. Und was sich in der Verpackungswelt alles tut, illustriert die »Frankfurter Allgemeine Sonntagszeitung« am Beispiel des Weinguts Château Galoupet, das neuerdings einen Rosé in kantige, flache Flaschen aus recyceltem Plastik füllt, die weniger wiegen und sich gut stapeln lassen. Na ja, Billigfusel? Weit gefehlt: 25 Euro muss man für den Rosé aus der Provence hinblättern. Doch jetzt mal unter uns: Wollen wir in fröhlicher Runde allen Ernstes nicht mehr fragen »Machen wir noch ein Fläschchen auf?«, sondern »Soll ich noch einen Plastikkanister aus dem Keller holen?«.

Den nächsten Blindverkostungswein schenkt Herr Badenhop aus. Herr Wagner konstatiert »intensive Reifenoten«, Frau Puff »einen Botrytis-Ton im positiven Sinn«, sie könne gut und gerne den ganzen Abend daran riechen. Herr Badenhop bekennt, dass er nur eine Flasche davon hatte und den Tropfen bisher selbst nicht kannte, jetzt beim Probieren aber finde, zum Essen schmecke er nicht übel. »Zum Trinken auch«, brummelt D. G, den Ältesten in der Runde, beschäftigt die Frage: »Wie alt kann ein reifer Weißwein überhaupt sein?« Der älteste, den sie getrunken hat, sei ein 1896er gewesen, sagt Frau Puff, also noch älter als G. Herr Wagner berichtet von einer Probe des Jahrgangs 1917, dabei hätten die Spätlesen ihre Süße komplett verzehrt gehabt, der Badenhop'sche Wein erinnere ihn von Ferne daran. Ganz im Hier und Jetzt warnt Herr Badenhop davor, zu sehr »geflasht« zu sein von dem Eindruck, einen 100 Jahre alten Wein zu trinken. Als Gleichnis betrachtete André Tschelistscheff, ein kalifornischer Weinbauexperte, die Sache, als er sagte: »Einen alten Wein zu genießen, das ist wie körperliche Liebe zu einer alten Dame. Es ist möglich; es kann sogar Vergnügen bereiten, aber es erfordert ein kleines bisschen Vorstellungskraft.«

»Also: was, wie alt und woher?«, fragt Herr Badenhop mit der Überlegenheit des Wissenden. Da landet D einen Achtungstreffer, es ist sein einziger an diesem Abend. Er erinnert sich, dass er auf einer Radtour durch Slowenien und Kroatien Weine dieser Stilistik trank, und feuert einen Schuss ins Blaue ab: »Balkan.« Frau Puffs Vermutung geht eher in Richtung Österreich, was D zu der Bemerkung veranlasst: »Sag ich doch: Balkan.« Und der Jahrgang? Zehn Jahre sei der mindestens alt, eher 20, vermuten Frau Puff und Herr Wagner. Herr Badenhop deckt auf: ein Sauvignon Blanc, Jahrgang 1981, vom Weingut Puklavec Family Wines in – Slowenien. Darauf genehmigt sich D noch einen ordentlichen Schluck des Balkan-Tropfens und holt die von ihm ausgesuchte Flasche aus dem Kühlschrank.

»Kohl« steigt in Herrn Badenhops Nase, Frau Puff fühlt sich eher an Apfel- oder Birnen-Cider erinnert. Herr Wagner findet den Wein vor allem verschlossen, will heißen: »Man erwartet mehr Duft, als er preisgibt.« Mit Blick auf die leicht lachsfarbene Tönung vermutet Frau Puff einen Grauburgunder, der, wie Herr Wagner ergänzt, vielleicht ein Weilchen auf der Maische stand. D lässt die Bombe platzen, er findet den Wein, den er mitgebracht hat, »offen gestanden: enttäuschend«, er wolle jetzt sein Urteil an dem der Profis messen. Unter dem gutmütigen Lachen der Runde gesteht er, dass er auf Wein-Bewertungen hereinfalle, in diesem Fall geht es um den renommierten Weinversender Lobenberg. Frau Puff gibt zu bedenken, dass in die Bewertungen von Weinhändlern durchaus gewisse Absatzstrategien eingehen können, während Herr Badenhop bekennt, dass er gerade Lobenberg »ganz doll vertraut – was nicht heißt, dass mir alles schmeckt, was der gut findet«. Das sei überhaupt eine Herausforderung für alle, die Wein bewerten oder empfehlen: »Ich muss als Journalist immer auseinanderhalten: Ist vielleicht nicht meine Nummer, aber objektiv betrachtet ist das ein großer Wein.«

Herr Wagner versucht, den Wein im Glas mit Marketing-Sprache zu parodieren: »Moderner Purismus, entkleidet jeder Fruchtigkeit, geprägt von Salzigkeit« – »Mineralität!«, jauchzt Frau Puff amüsiert, weil sie diese Sprüche nur zu gut kennt – »flüssige Erde, nasser Stein – und dann kommt die Enttäuschung«. Während Frau Puff bereit ist, dem Wein zu konzedieren, »dass er nicht schön sein will, da hat sich schon jemand was dabei gedacht«, hinterlässt er bei Herrn Badenhop durchaus Eindruck: »Ja, der ist schnell weg, trotzdem ist es ein echt eleganter Wein, gerade weil er nicht so auftrumpft.« G findet, Eleganz habe mit Auftreten zu tun, und daran mangle es diesem Tropfen. Herr Wagner fasst die Diskussion mit dem Satz zusammen, in diesem Falle könne sich die Runde nicht auf ein gemeinsames Urteil verständigen, sei sich aber doch einig, dass dieser Wein nicht lange im Geschmacksgedächtnis bleibe. Bevor D das Geheimnis lüftet, legt sich Frau Puff auf Grauburgunder fest – Volltreffer: Porer Pinot Grigio 2020 aus Südtirol. Bei der Nennung des Namens des Winzers Alois Lageder changieren die Ausrufe in der Runde zwischen »Och joo!« und »Nee!« und »Eeecht?«, denn Lageder ist einer der Stars der Szene, ein überzeugter Vertreter des biologisch-dynamischen Weinbaus in Südtirol und dem Kloster Eberbach seit langem eng verbunden. »Ich meine, wenn man den einen Tag stehenlässt, kommt noch mehr«, schließt Frau Puff diesen Versuchsdurchgang zukunftszugewandt ab.

Bevor die Runde in schweigendes Nachdenken versinkt, dienert G mit seiner Flasche um den Tisch und schenkt ein. »Oha!«, ruft Frau Puff aus. »Der strotzt vor fruchtiger Opulenz, der will sich zeigen«, findet Herr Wagner. »Bei euch in Fulda wächst der nicht«, schiebt D hinterher. Frau Puff widerspricht der in der Runde geäußerten Vermutung, es könne sich um Sauvignon Blanc handeln. »Gelber Muskateller«, murmelt D, sekundiert von Herrn Badenhop: »Auf jeden Fall eine Aromatraube.« Bevor er noch einen Schluck verkostet, ächzt er: »Das ist ja echt Arbeit hier. Ich dachte, wir unterhalten uns nett und heben einen. So wie früher.« Herr Wagner fühlt sich an einen trockenen Gewürztraminer erinnert, »aber dafür fehlt ihm das Rosige im Duft«. – »Mir schmeckt er«, fasst G seinen Eindruck zusammen und provoziert damit Lachsalven: »Wie schön, wenn einer mit dem Wein zufrieden ist, den er uns mitgebracht hat«, prustet Herr Wagner in Richtung D.

Und dann löst G auf: »Ein Vermentino aus Ligurien.« – D stichelt: »Ein Abschiedsgeschenk des Vermieters deines Ferienhäuschens?« Natürlich nicht, vielmehr hat G die Flasche während seines letzten Ligurien-Urlaubs redlich erworben. Während Herr Badenhop auf dem Mobiltelefon nach dem Weingut Lunae sucht, bemerkt Frau Puff ein Fußball-Sujet auf dem Handy-Etui. »Die beiden Spielzüge zum 2:0 des FC St. Pauli gegen den HSV«, erläutert Herr Badenhop, ein großer St.-Pauli-Fan, worauf sich eine Fachsimpelei über den kommenden Fußball-Weltmeister anschließt, denn das Gespräch fand kurz vor den beiden Halbfinalspielen Argentinien gegen Kroatien und Frankreich gegen Marokko statt. Sagen wir mal so: Einer aus der Viererrunde sagt den Ausgang richtig vorher. Der, der schon einmal mit einem geographischen Tipp richtig lag, aber mehr verraten wir schon deswegen nicht, weil der nächste Wein im Glas steht.

Diesmal ist der Fall eindeutig: »Riesling«, sagt Herr Badenhop unter zustimmendem Gemurmel. »Schon klar, aber ich will Lage und Jahrgang wissen!«, kontert Frau Puff. »Rheingau«, arbeitet sich Herr Wagner heran, und Herr Badenhop legt sich auf den Jahrgang 2019 fest. »Riesling stimmt, Rheingau stimmt«, sagt Frau Puff und spannt die Runde auch nicht weiter auf die Folter. »Der kommt aus unserem Steinberg, Erste Lage, Zehntstück, eine etwas steilere Lage, aber nicht so steil wie an der Mosel.« Und nach einer kurzen Pause an die Adresse von Herrn Wagner: »Bei euch in Rheinhessen gilt ja ein Maulwurfshügel schon als Steillage.« Der präzisiert: »Steillage ist bei uns überall, wo man morgens, wenn's geregnet hat, überlegt: Kann ich da mit dem Traktor hinfahren?«

A propos fahren: Hat alkoholfreier Wein eine Zukunft, zum Beispiel für die, die nach einem fröhlichen Abend noch ans Steuer müssen? Herr Wagner fasst eine kurz zuvor gemachte Probe 15 alkoholfreier Weine mit dem Wort »schwierig« zusammen. Überzeugt habe ihn ein alkoholfreier Riesling von der Nahe, aber vieles habe wie Traubensaft geschmeckt, dem die Süße abhandenkam, anderes war so süß, »dass man sich fragt: Warum muss ich das Wein nennen?«. Da sei es doch besser, aus einer Sauvignon-blanc-Traube einen hochwertigen Saft zu gewinnen, statt Wein den Alkohol zu entziehen. Auf die Frage von G, auf wen alkoholfreier Wein ziele, nennt Herr Wagner »die schwangere Schwiegertochter oder die Cousine, die keinen Alkohol trinkt, der man aber bei einem Abendessen auch keine Limo hinstellen will«. Leider gebe es immer mehr Cousinen, die nichts trinken, stellt Herr Badenhop bedauernd fest, »und die essen dann auch vegan«. Frau Puff weist auf den Kostenaspekt hin: Das Entalkoholisieren beraube den Wein auch etlicher Aromastoffe, deswegen müsse der Ausgangswein mindestens Spätlese-Qualität haben, andernfalls mache man Dünnes nur noch dünner. Ergo könne alkoholfreier Wein oder Sekt keine Billigware sein.

Da hakt D ein: Alkoholfreien Sekt »entalkoholisiertes schäumendes Getränk« zu nennen zeigt für ihn das ganze Elend und die Verdruckstheit dieser Entwicklung. »Veganer haben diese Scham nicht«, ergänzt G. »Die nennen ihr Fleischersatzprodukt ungeniert ›vegane Fleischwurst‹«. Herr Badenhop lenkt das Gespräch wieder zu Getränken zurück, indem er darauf hinweist, dass es eine Sparte gebe, bei der der Entzug von Alkohol aromatisch nicht in einen Totalverlust mündet: alles, was kräutrig, bitter und doch süß schmeckt und um die 15 Prozent Alkohol hat, also Aperitive à la Campari oder weißer Vermouth. Bei denen wird der Alkoholentzug durch das Kräuteraroma kompensiert.

Heiter klingt das Gespräch aus mit dem Austausch musikalischer Vorlieben im Wandel der Zeiten. Herr Badenhop erinnert sich daran, dass er in einer Bildunterschrift in der Zeitung Chris de Burgh mal als »Schnulzensänger« titulierte, was anderntags in der Redaktionskonferenz D auf den Plan rief, der das unangemessen fand, weil er am Abend zuvor beim Frankfurter Opernball neben dem irischen Barden saß und ihn als »für einen Sänger ungewöhnlich intelligent« kennenlernte. G berichtet von einem Konzert von Tom Jones, Jahrgang 1940, dem eine etwa gleichaltrige Verehrerin einen Schlüpfer auf die Bühne warf. »Zwar konnte er sich nicht mehr danach bücken, aber seine Stimme ist besser als je zuvor«, schwärmt G. Er selbst würde gerne mal das bekannte Rockfestival in Wacken in Niedersachsen besuchen, auf dem Herr Badenhop regelmäßig zu Gast ist, aber er hat Angst vor der Rückfahrt.

»Jetzt haben wir gar keinen Rotwein getrunken«, sagt Frau Puff. Das hätte Bruno Prats vom Château Cos d'Estournel gefallen, dem die Bemerkung zugeschrieben wird: »Weißwein ist das, was man trinkt, bevor man Rotwein trinkt.«

**Gesprächspartner:**
**Peter Badenhop** ist als Kind der Lüneburger Heide vergleichsweise spät auf den Weingeschmack gekommen. Im Gespräch erinnert er sich, wie er als Student in Saarbrücken »im Supermarkt staunend vor dem Angebot im Weinregal stand« und dass er erst mit Mitte 20 erfuhr, dass es weißen Bordeaux gibt. Seit 1996 ist er Redakteur und Blattmacher bei der »F.A.Z.«, für die er unter anderem über Wein, Cocktails, Longdrinks und Essen schreibt. Für die Sonntagszeitung hat er die Interview-Rubrik »Trinken wir noch ein Glas?« erfunden.

Auch **Kathrin Puff** ist nicht in einer Weingegend aufgewachsen. Die gebürtige Krefelderin ging nach dem Doppel-Diplom an den Weinbau-Hochschulen Geisenheim und Udine auf Wanderschaft. Über die Stationen Italien und Neuseeland kam sie nach Thailand, wo sie zehn Jahre lang Direktorin für Weinbau und Kellertechnik der Siam Winery war. Seit 2018 führt sie das Weinkellerteam der Hessischen Staatsweingüter Kloster Eberbach, des nach Rebfläche größten deutschen Weinguts.

**Dr. Andreas Wagner** pflegt ein Doppelleben. Der promovierte Historiker führt mit seinen zwei Brüdern, den Ehefrauen und den Eltern in Essenheim bei Mainz ein 300 Jahre altes Weingut, und er schreibt Kriminalromane, die überwiegend in der Winzerszene spielen. Im Hof des Wagnerschen Bio-Weinguts finden in regelmäßigen Abständen Lesungen und Theateraufführungen nach dem Motto statt: »Bei uns gibt es nicht nur leckeren Wein, sondern auch Mord und Totschlag.«

Die beteiligten Weine:
- Markus Keller, Worms, Grüner Veltliner -S- trocken 2021, für 8,40 Euro bei weingutkeller.de
- Puklavec Family Wines, Slowenien, Sauvignon Blanc 1981

- Alois Lageder, Grauer Burgunder Porer 2020, für 18,50 Euro bei gute-weine.de
- Cantine Lunae Bosoni, Etichetta Nera Vermentino 2021, für 19,90 Euro bei tesdorpf.de
- Kloster Eberbach, Steinberger Zehntstück Riesling trocken, Erste Lage 2021, für 16,90 Euro in der Online-Vinothek des Klosters Eberbach

# Heile uns, Winnetou!

**Uns geht's gar nicht gut. Kann der Häuptling helfen?**

**Würden Sie sich gern mal von dem alten Apatschen-Häuptling untersuchen lassen? Wir versprechen: Der Mann hat ein Rezept gegen jedes Gebrechen. Wie überhaupt die Medizinmänner und -frauen der Indianer (die wir ja nicht mehr so nennen sollen) uns mit ihren bloßen Händen besser heilen können als ganze Heerscharen von weißen Apparate-Medizinern. Folgen Sie uns in den Wilden Westen, auf den Spuren von Karl May und der tatsächlichen Helden der Pionierzeit. Dann werden Sie verstehen, warum schlaue Kinder früher eher davon träumten, Indianer zu sein als Cowboys. Howgh!**

> Ihr habt die Uhren, wir haben die Zeit.
> *Indianische Weisheit*

Machen wir uns nichts vor: Der Wilde Westen war gefährlich. Da pfiffen, wenn man den einschlägigen Filmen und Karl-May-Romanen Glauben schenkt, mehr Kugeln durch die menschenleeren Prärien als durchs übervölkerte Frankfurter Bahnhofsviertel. Da hatten also nicht nur die Sargschreiner, sondern auch das medizinische Personal alle Hände voll zu tun. Schweigen wir von den Quacksalbern und Betrugsdoktoren, die mit den weißen Eroberern ins Land kamen – es gab ja auch anständige weiße Ärzte. Aber konnten sie was ausrichten, wenn ihnen zerschossene Körper in die Praxis geschleift wurden?

Wenn man Glück hatte, kannte man Winnetou. Johannes Zeilinger (Jahrgang 1948), Sportmediziner und Karl-May-Experte, schreibt, worum es geht: »In der Traumfigur des Apatschenhäuptlings, die zum wirkungsmächtigsten Mythos seines Erzählkosmos wurde, wollte May die Indianer Nordamerikas, ›eine große, verkannte, hingemordete, untergehende Nation als Einzelperson Winnetou‹ schildern ... In dieser vergehenden Welt wird Winnetou zum Lehrer seines weißen Bruders und lässt ihn ein letztes Mal in die Idylle einer vorindustriellen natürlichen Kultur blicken. So kann auch hier nicht mehr der Weiße als Träger des zivilisatorischen Fortschritts zum Heiler von Krankheiten, zum Arzt von Individuum und Welt werden, sondern allein Winnetou als Hüter und Teil der Natur weiß um ihre Heilkraft.«

**Sprechstunde Dr. Winnetou:** Old Shatterhand wird von einem Querschläger am Oberschenkel getroffen, der »das Fleisch zerfetzt«, aber die Knochen unbehelligt lässt. Die alte Schmetterhand weiß, was ihr blüht: Wundfieber, heftige Schmerzen, eine Heilung ist ungewiss. Aber gottlob ist Winnetou da. Er pult die Kugel aus der Wunde, legt einen Druckverband an, macht sich auf die Suche nach Kräutern, wäscht sodann die Wunde aus und drückt einen Pfropf mit einem Kraut, das er Dentschu-tatah nennt, hinein; das schmerzt, als hätte der Häuptling ein glühendes Eisen in das Wundloch gestochen. Old Shatterhand ist natürlich hart im Nehmen, Winnetou ist voller Anerkennung: »Ich weiß, dass Old Shatterhand jetzt am Marterpfahle hängt; da er diesen Schmerz mit einem Lächeln übersteht, würde er auch an einem wirklichen Pfahle lachen. Howgh!« Zum Abschluss der mehrfach wiederholten Prozedur, so schreibt es Karl May alias Old Shatterhand in seiner Erzählung Old Surehand, 3. Band, »träufelte mir der Apatsche den wasserhellen Saft der Tschututlischi ein, legte das Kraut auf die Wunde und verband sie«.

Winnetou verwendete bei der Behandlung der Schusswunde lediglich ein »Wund- und Beizkraut«. Die »Medizinmänner« (und -frauen) seiner Zeit freilich hatten ein gewaltiges Arsenal an Kräutern zur Verfügung. Allein in seinem Buch über das Heilwissen der Indianer (»Die Apotheke Manitous«) hat der Autor Heinz-Josef Stammel (1926 bis 1989) die Wirkung von 450 Heilpflanzen beschrieben, die von indianischen Stämmen benutzt wurden. Zur Schusswunden-Behandlung, wie Meister Winnetou sie durchgeführt hat, wurden unter anderem eingesetzt: Aralia Racemosa, eine bis zu drei Meter

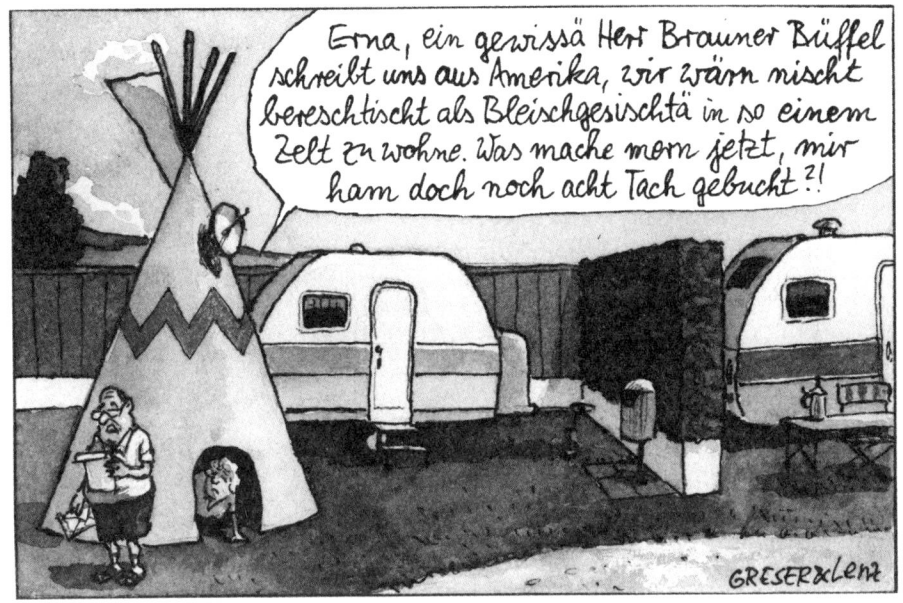

Die identitätspolitische Debatte erreicht Hessen

hohe Pflanze, die Entzündungen verhindern soll. Zusammen mit Haselwurz wurde sie zu einem Brei gemischt, mit dem Knochenbrüche behandelt wurden. Zerquetschte Schafgarbe wurde auf Wunden gestrichen. Zerkaute Rinde der Schwarzerle half bei der Wundbehandlung; mit heißen Rinden-Aufgüssen wurde übrigens Herpes kuriert. Hahnenfuß half gegen Verbrühungen, Agave und Rotulme gegen offene Wunden, Buchenblätter, Gemeiner Stechapfel, Indianer-Mais, Weißeiche, Tulpenbaum, Tabak, Balsamtanne, Schirmkraut, Salbei und unzählige weitere Pflanzen kamen bei Verbrennungen und Verbrühungen zum Einsatz.

**Sprechstunde Dr. Winnetou:** Der Häuptling nicht nur ein Meister des Fährten- und Gedankenlesens und der Treffsicherheit mit Silberbüchse und Tomahawk, sondern auch der Heilkunst? Aber freilich. In seinem Sprechzimmer hockt der betagte Häuptlingskollege Indanischo, der – mit einer Kugel im Arm und einer weiteren im Schenkel – mehr tot als lebendig einem Hinterhalt der Komantschen entkommen ist; nun wartet er, von Fieber geschüttelt, dass er in die Ewigen Jagdgründe eingeht. Doch gemach: Winnetous heilende Hände greifen ein. Als Erste Hilfe gibt's wieder einen Verband, kurz drauf Kräuter auf die Wunden. Bevor Winnetou in dringenden Häuptlingsgeschäften davonprescht, verbietet er dem Pflegepersonal, die Kräuter zu entfernen, bevor sich das Wundfieber davongemacht hat. Als Old Shatterhand später an die Liegestatt des Verwundeten tritt, ist der zwar noch schwach, aber das Fieber ist abgekühlt; Winnetou, lobt der Pfleger, »sei ein Meister in der Behandlung von Wunden«. (Aus: Winnetou der rote Gentleman)

Wenn man sich in dieser rauen Gegend und noch raueren Zeit nicht schnell genug wegduckte, hatte man sich rasch eine Kugel, einen Pfeil, einen Speer oder wenigstens einen Faustschlag gefangen. Charles Bronson, der Western-Macho aus unzähligen Filmen, verkündete – wahrscheinlich nach einem Blick in den Spiegel – die Selbsterkenntnis: »Ich sehe aus wie ein Steinbruch, in dem eine Ladung Dynamit explodiert ist.« Franco Nero, der in den berüchtigten Italo-Western den Finsterling Django mimte, offenbarte im Interview, dass er dessen Geisteshaltung voll und ganz teile: »Trotz der brutalen Vorgänge kann ich sagen, dass ich das bin, was man in den USA ›The Good Guy‹ nennt; ich bringe zwar alle um, aber meistens die, um die es nicht schade ist.«

Was tun, wenn die Kugel es vorzieht, nicht an mir vorbeizuzischen? In jenem angeblich so heldenhaften Zeitalter, so beschreiben es viele Weiße, die dabei waren, scheint es klüger gewesen zu sein, sich in der Nähe von indianischen Heilkundigen aufzuhalten.

Der Neuengländer William Wood schilderte 1746 unglaubliche medizinische Fähigkeiten der Indianer: »Manche von ihnen sind durch den Mund, durch das Ohr geschossen worden, manche durch die Brust, einigen waren von Speeren die Seiten durchbohrt worden. All dies und viele andere Verletzungen heilten sie durch ihre seltene Meisterschaft im Gebrauch von Pflanzen oder teuflischen Zaubereien innerhalb kürzester Zeit.«

Nathaniel Jarvis Wyeth (1802 bis 1856), ein Wild-West-Pionier, der in Oregon Country eine der ersten Handelsstationen der weißen Eindringlinge eröffnete, beschrieb, wie die dort herrschenden Völker einer Schusswunde zu Leibe rückten: »Eine Indianerfrau saugte zuerst die Wunde vollständig trocken, so dass sie weiß wie Kreide aussah; und dann verband sie sie mit einem Stück trockenen Hirschleders so weich wie Wolltuch, und durch diese Behandlung begann die Wunde zu heilen ... Dieses wirkungsvolle Absaugen mag auf die Befürchtung hin erfolgt sein, dass es sich um einen Giftpfeil gehandelt habe.«

Schusswunden wurden zum Beispiel mit einem Tee aus Westlicher Aster ausgewaschen. Immer galt: Die Patrone muss aus der Wunde gekratzt oder herausgepresst werden. Die Wunde wurde sodann mit einer Masse aus weichgekautem Kiefern-Gummi, Pulver aus der Astern-Wurzel, Speichel und zermahlenem Kiefernholz verschlossen. Der Arzt Eric Stone konnte nicht genug preisen, wie modern die Behandlungsmethoden der Irokesen waren: Ruhigstellung, Schwitzen, Darmentleerung, Harnaustreibung. Mit reichlich Holundertee wurden Schwitzen und Entleerung der Blase gefördert, dazu kamen Schwitzbäder.

Der Naturforscher John Lawson empörte sich 1714: »Sie trinken Pflanzensäfte, um die Natur von ihren Bürden zu befreien, nicht aus Stutzerhaftigkeit und modischer Torheit, wie dies bei anderen Nationen oft der Fall ist. Bei all den Entdeckungen, die französische und spanische Missionare in Amerika machten, war keiner von ihnen so freundlich, der Welt einen Katalog der Krankheiten zu hinterlassen, die die Wilden zu heilen imstande waren.«

Der Engländer James Adair war Mitte des 18. Jahrhunderts im Reich der Cherokees unterwegs, um mit ihnen Tauschhandel zu treiben. Sein Urteil war eindeutig: »Wenn es darum ginge, frische Schuss- und Pfeilwunden etc. zu behandeln, würde ich einen alten Indianer jedem beliebigen Chirurgen wegen der Sicherheit, Leichtigkeit und Schnelligkeit der Heilung vorziehen.«

Solche sanfte Medizin hielten die Weißen natürlich für sinnlosen Hokuspokus. Benjamin Rush war einer der »Gründerväter« der Vereinigten Staaten von Amerika und hatte 1776 die Unabhängigkeitserklärung mitunterzeichnet. Rush, der bekannteste Arzt des nordamerikanischen Kontinents, war Vertreter der »Heroischen Medizin«, deren Hauptbestandteil der Aderlass war – eine Gewaltkur gegen nahezu jedes Gebrechen. Rush war der Meinung, in ernsten Fällen könne man Patienten ohne Weiteres um vier Fünftel ihres gesamten Blutvolumens erleichtern; er selbst soll Kranken, die sich in seine Praxis verirrten, mehr als eine Gallone (3,78 Liter) Blut in einer Sitzung abgezapft haben.

Der Aderlass war ›in‹. Buchautor Stammel: »Der Arzt James Tyson berichtete, dass um 1850 in den neuen Goldfeldern Kaliforniens viele Goldsucher die rund 1.500 praktizierenden Ärzte zu regelmäßigen Aderlässen aufsuchten und solche Prophylaxe als eine Art Tonikum (kräftigend wirkendes Mittel) auffassten. In Tysons Zelthospital standen stets Eimer und Schüsseln herum, gefüllt mit abgelassenem Blut, an dem sich streunende Hunde und Katzen, aber auch Ratten labten. Die Prozedur war simpel: Eine Taschenmesserklinge genügte, um eine Vene zu öffnen; die meisten Ärzte aber bevorzugten Lanzetten oder Springlanzetten, die mit Federdruck ins Patientenfleisch eindrangen. Damen setzte man Blutegel an, manchmal mehrere Dutzend, nachdem die Hautstellen mit Sahne, Zucker oder Blut eingerieben worden waren. Man ist beim Studium von Krankengeschichten zur Überzeugung gekommen, dass unverhältnismäßig viele Kranke, aber auch ursprünglich Gesunde von ihren Ärzten regelrecht ausgeblutet und dadurch getötet wurden.« In seinem Roman »Das Vermächtnis des Inka« lässt May einen Prototypen der »weißen« Medizin auftreten: Don Parmesan. Der ebenso großmäulige wie unfähige Chirurg (in der Verfilmung übrigens verkörpert von Chris Howland) tat sich mit der Beschreibung seines Schaffens wie folgt hervor: »Ich säble alles, alles herunter!«

Die »überlegene Medizin der Weißen« hatte noch weitere Gewaltkuren im Programm. Bei allerlei Gebrechen, aber auch nur zur

Vorsorge wurden gern und häufig Klistiere in den Darmausgang geschoben, durch die wahrhaft abhärtende Tinkturen in das Körperinnere flossen: ein Mix aus Wagenschmiere, Senf, Schwefelblütenkonzentraten, in Flüssigkeit aufgelöster Pferde-, Esel- und Hühnermist, Terpentin...

»Gesundkotzen« war gleichfalls eine Lieblingsmethode der heroischen Medizin. Brachiale Brechmittel kamen zum Einsatz, vom aufgewärmten Maschinenöl bis zu flaschenweise Rizinusöl. Der Hit in den Arztpraxen aber war Kalomel (Quecksilberchlorid), das nicht nur zum Abführen gebräuchlich war, sondern auch gegen Entzündungen in Nase und Rachen, bei Wassersucht, Milz-, Leber- und Lungenleiden, gegen Windpocken, Geschwüre, Warzen und Syphilis. Noch mal der Buchautor Stammel: »Dass den Überlebenden dieser Prozeduren reihenweise die Zähne, Haare und Nägel ausfielen und sie häufig zu lebenslangem Siechtum vergiftet wurden, störte sie nicht – sie münzten solche Nebenwirkungen sogar zum Vorteil um: besser ohne Zähne, Haare und Nägel und siech überleben, als mit Zähnen, Haaren und Nägeln und blühend gesund aussehend begraben werden.«

**Sprechstunde Dr. Winnetou:** Auch als Gerichtsmediziner hätte der fesche Häuptling der Indianer jede Krimiserie schmücken können, wie er an der Leiche eines Millionärssohnes vorführte. Der verhinderte Erbe hatte sich angeblich selbst ins Jenseits befördert, woran der kluge Apatsche aber von vornherein Zweifel hegte. In den Worten Old Shatterhands: »Winnetou war ein erfahrener und außerordentlich geschickter Chirurg. Er operierte mit seinem langen und scheinbar ungestümen Bowiemesser so zart, so vorsichtig, wie ein studierter Arzt es mit den feinsten Instrumenten nicht besser hätte machen können.« (Aus: Satan und Ischariot, 2. Band). Die Kugel fand sich, nach langem, zartem Schneiden, an »der letzten rechten wahren Rippe«, wohin sie nach dem Urteil des Häuptlings niemals hätte gelangen können, wenn sie mit der eigenen rechten Hand abgefeuert worden wäre. »Mord«, befand Winnetou... Vor so viel Kompetenz müsste mancher Tatort-Leichenschnitzer eigentlich neidvoll ins Skalpell beißen.

Zwischendurch sollten wir natürlich nicht verschweigen, dass auch Karl May, der Schöpfer des Indianer-Häuptlings, nicht ganz gesund war. Johannes Zeilinger, lange Jahre Präsident der Karl-May-Gesellschaft, hat das in seinem Anfang 2023 erschienenen Buch »Dr. med. Karl May« äußerst umfassend und kenntnisreich aufgeschrieben. Wenn man's kurz sagen will: May lebte oft in einer Welt, in der er gar nicht lebte. Ungefähr 1894 soll er in einem Brief klargestellt haben: »Ja, ich habe das Alles und noch viel mehr erlebt. Ich trage noch heute die Narben von den Wunden, die ich erhalten habe (...) Keine der Personen und keines der Ereignisse, welche ich beschreibe, ist erfunden.«

Zeilinger schreibt von »kometenhafter Himmelfahrt«, von »Grandiositätsphantasien« sowie »hypomanisch-manischem Erleben« und urteilt milde: »Ein bloßer Hochstapler hätte sich vielleicht mit der in der Tat schon überragenden Kenntnis von 10, 20 Sprachen begnügt, May übertraf nun in krankhafter Weise jegliche Normen des Normalen.« Vielleicht, deutet der May-Experte an, seien Old Shatterhand und der andere Superheld aus Mays Romanwelten, Kara ben Nemsi, nicht bloße Phantasiegestalten, sondern Avatare aus den nicht-digitalen Urzeiten – künstliche Personen, in denen ihr Schöpfer vollkommen aufging.

Gert Ueding, Jahrgang 1942 – der letzte Assistent des großen Ernst Bloch, Germanist, Literaturkritiker und Karl-May-Fan – hielt im September 1985 auf einer Tagung der Karl-May-Gesellschaft in Königswinter einen Vortrag über die medizinischen Obsessionen Karl Mays. »Großer Arzt aus Frankhistan« wurde der geistige Zwillingsbruder Old Shatterhands, der orientalische Held Kara ben Nemsi, genannt, an Beispielen für dessen Heilkunst herrscht kein Mangel: Die Anschwellung eines Halses, diagnostiziert er mit Messers Schärfe, sei weder ein Gefäß- noch ein gelatinöser Kropf, sondern eine Struma Cystica – kuriert mit einem sachten Schnitt seines Federmessers. Der Haarausfall einer Araberin, die Zahnschmerzen einer »Negersklavin«, die Tollkirschen-Vergiftung eines Mädchens: Alles kein Problem für den »Doktor«, der den staunenden

»Muslimen« verrät: »Da, wo ich geboren bin, hat jedermann mehr Kenntnisse über Krankheiten als dein Hekim (praktischer Arzt), der den Teufel durch eine tote Fliege vertreiben wollte.«

Was ihn selbst in Sachen Medizin umtrieb, ließ May gern von seinen Romanfiguren enthüllen. Im 1897 veröffentlichten Roman »Weihnacht« lässt May einen Oberkellner berichten: »Mein Ideal war, Medizin zu studieren, aber meine Eltern waren zu arm dazu.« Der Oberkellner formulierte auch, was Mays eigener Auffassung über die Heilkunst entsprach: »Ich bin der Ansicht, dass der kranke Körper, wenn er überhaupt noch Lebensfähigkeit besitzt, keine fremden, wohl gar giftigen Stoffe in sich aufzunehmen braucht, um wieder gesund zu werden. Die durch die Krankheiten verursachten Störungen im menschlichen Körper müssen durch die Natur selbst wieder ausgeglichen werden, wobei ich aber keineswegs behaupte, dass diese Ansicht auf alle Krankheiten und auf alle Arzneimittel anzuwenden sei. Ich habe mir vorgenommen, auf diesem Wege weiterzugehen, und bin der Meinung, dass die sogenannten wilden Völker, weil auf die Natur angewiesen, Anhänger meiner Überzeugung sind.«

**Sprechstunde Dr. Winnetou:** Zurück ins Sprechzimmer, wo sich Winnetou zwischenzeitlich zu einem Orthopäden fortgebildet hat. Dort hofft ein Westmann, der Tante Droll genannt wird, dringend auf Linderung seiner Schmerzen. Tante Droll ist vom Pferd geplumpst, dummerweise auf einen Baumstumpf; danach war er nur unter Qualen ins nächstgelegene Fort gelangt, wo sich zwei weiße Ärzte seiner annahmen. Der eine diagnostiziert, was ohnehin offensichtlich ist: »Pain in the hip.« Der zweite sagt: Ischias, was wohl zutreffend ist. Die beiden Fachgenies rücken dem Schmerzgeplagten mit allem an den Körper, was sie draufhaben: Schröpfköpfe, Senfpflaster sowie Terpentinöl zur oralen Einnahme. Tante Droll jammert umso ärger, die weißen Ärzte taugen offenkundig nichts. Dann ist Dr. Winnetou, zufällig ebenfalls zugegen, dran. »Er nahm ihn bei der Hand und ging mit ihm fort. Schon nach kurzer Zeit hörten die Anwesenden einen schrillen, durchdringenden Schrei.« (Aus: Der schwarze Mustang). Nein, der Patient ist nicht tot sondern »nach einer Stunde so gesund, wie er gewesen ist«. So ähnlich würde es auch hierzulande, wo Winnetou noch immer seine größte Fan-Gemeinde hat, ablaufen – sofern man in eine physiotherapeutische Praxis gerät und der Ischiasnerv mit einer kurzentschlossenen schmerzhaften Attacke aus seiner Verklemmung befreit wird.

Was wollte der Künstler Karl May uns eigentlich sagen, als er seinen Winnetou schuf? Der Autor Zeilinger ist überzeugt, dass sich Mays Botschaft vor allem an die überheblichen, rassistischen Weißen richtet: »All die positiven Eigenschaften, die einst den Menschen in seiner Natürlichkeit auszeichneten, verkörpert der Indianer – Stolz, Mäßigung, Selbstachtung, vor allem aber den unbeugsamen Freiheitswillen. Und wenn ein Indianer tatsächlich mal hinterlistig, falsch oder feige ist, dann hat ihn der Weiße mit seiner Zivilisation verdorben.«

Ernie Benedict Mohawk (1918 bis 2011), Pädagoge und Vorsitzender des Mohawk Council, betrachtet die weiße Schulmedizin als armseligen Reparaturbetrieb: »Der gravierende Unterschied zwischen moderner westlicher Medizin und traditionellen Heilmethoden der nordamerikanischen Indianer ist der, dass die Medizin der weißen Doktoren in ihrer Tendenz sehr mechanisch ist. Die Person ist repariert, aber sie ist nicht besser dran als zuvor. Auf indianische Art ist es möglich, dauerhafter gesund zu werden, wenn man mit der richtigen Behandlung durch eine Krankheit hindurchgegangen ist.«

Sein Kollege Prof. Dr. Dr. Dr. Maolinn Tiam Apjoilno, geboren in Nova Scotia, Sohn eines Mic Mac-Indianers und einer Hopi-Indianerin, bringt für die angeblich überlegenen Weißen in indianisch-blumige Worte getunktes Mitleid auf: »Als Söhne und Töchter des Waldes treten wir für eine Entwicklung, für ein Aufblühen der Menschheit aus dem Schoß von Sylva, dem Wald, ein – wir sind sylvilisiert. Wir tun dies mit gebührendem Mitleid, mit beständiger Sorge und dennoch mit Respekt für die widernatürlich und durch übermächtige

Kräfte aus der Gruft von Civitas, der Stadt, Zivilisierten, für diejenigen also, die verurteilt sind – oder sich selbst oder andere dazu verurteilen –, in einer Kerkergesellschaft zu leben, in der sie Mangel an lebensnotwendigen Dingen leiden und erbitterten ideologischen und wirtschaftlichen Kämpfen ausgesetzt sind.«

John Fire Lame Deer, 1903 bis 1976, ein legendärer Medizinmann der Lakota-Indianer, gibt uns endgültig den Rest – indem er seine letzten Geheimnisse einfach für sich behält. Zum Beispiel dieses: »Eine Pflanze – nur ein kleines Samenkorn von ihr – gibt einem Alten Manneskraft für eine ganze Nacht. Ich möchte sie weder beschreiben noch beim Namen nennen, sonst würden weiße Männer aus den Großstädten in der ganzen Gegend ausschwärmen, um nach diesen Samen zu suchen. Das Kraut würde sie verrückt machen, und mich würde die Verdammnis treffen, weil ich darüber gesprochen habe.«

Was für ein kluges Schlusswort. Wenn da nicht die unbeantwortete Frage vom Anfang wäre: Dürfen wir die Indianer noch Indianer nennen? Die Angesprochenen selbst kennen da offenkundig keinerlei Zurückhaltung. Wir können immerhin einen Professor aufbieten – Prof. Dr. Michael Hochgeschwender von der Ludwig-Maximilians-Universität in München, daselbst Lehrkraft für Nordamerikanische Kulturgeschichte, Empirische Kulturforschung und Kulturanthropologie, wurde von der »Fuldaer Zeitung« die Frage gestellt: Darf man Angehörige indigener Völker noch als Indianer bezeichnen? Seine Antwort: »Ja, und zwar uneingeschränkt. Gerade im Deutschen fehlt dem Begriff jede abwertende Note. Außerdem kann man im Deutschen, anders als im Englischen, Inder und Indianer begrifflich nicht verwechseln.«

Die Blöden in Karl Mays Wildwest-Romanen waren meistens die Weißen; am blödesten aber war das »Greenhorn«. May im ersten Winnetou-Band: »Ein Greenhorn schleppt der Reinlichkeit wegen einen Waschschwamm von der Größe eines Riesenkürbis und zehn Pfund Seife mit in die Prärie und steckt sich dazu einen Kompass bei, der schon am dritten oder vierten Tag nach allen möglichen Richtungen, aber nie nach Norden zeigt ... Ein Greenhorn hat fünf Jahre lang Astronomie studiert, kann aber ebenso lange den gestirnten Himmel anstarren, ohne zu wissen, wie viel Uhr es ist. Ein Greenhorn steckt das Bowiemesser so in den Gürtel, dass er sich beim Bücken die Klinge in den Schenkel sticht.« Ob sich die »indigenen Völker« wohl gelegentlich an Weißen-Witzen schlapplachen?

Im Sommer 2022, als Winnetou wahlweise wegen Rassismus oder kultureller Aneignung in Verruf geriet, mahnte die Jüdische Allgemeine, man möge doch den Wigwam im Dorf lassen: »Als Folge von Mays märchenhaftem Erfolg – die Gesamtauflage wird heute auf 200 Millionen geschätzt – wurden die amerikanischen Ureinwohner in kaum einem anderen Land der Welt so verehrt wie in Deutschland. Der Held ganzer Generationen von Lesern und Leserinnen war kein Biodeutscher, sondern der Mann im cremefarbenen Fransenanzug, ein Ausländer von ganz weit weg.«

Wenn Sie sich tiefgreifend mit der indianischen Heilkunst beschäftigen möchten, versuchen Sie's mal hier: »Die Apotheke Manitous – Das Heilwissen der Indianer« (Rowohlt-Verlag, Hamburg, 1986), eine Schatztruhe voller Heilkräuter, Einblicke in indianisches Medizin-Verständnis und indianische Lebensweise – und in die ungleich primitivere Lebensform, Ernährung, Hygiene und Medizin der in Nordamerika eindringenden weißen Volksstämme. Diesem großartigen Buch von Hans J. Stammel verdanken wir viele Einblicke in die Lebenswirklichkeit des »Wilden Westens«, Berichte von Zeitzeugen inklusive. Über den »Medizinmann« Karl May und seinen praktizierenden »Kollegen« Winnetou haben wir vieles erfahren (und genutzt), das Johannes Zeilinger in seinem akribisch zusammengetragenen Werk unter dem Titel »Dr. med. Karl May« (Karl-May-Verlag, Bamberg und Radebeul, 2023) veröffentlicht hat.

# Gar ned krank is a ned g'sund

**Wie ein Philosoph unseren Schmerzen zu Leibe rückt**

**Fahren Sie manchmal aus der Haut? Neigen Sie gar zum Jähzorn? Wenn ja, rumort zu viel gelbe Galle in Ihnen. Jedenfalls nach der Viersäftelehre, die bis ins 19. Jahrhundert unsere Vorstellung davon prägte, wie wir so drauf sind und wie Krankheiten und Schmerzen entstehen. So, und jetzt holen Sie sich eine Apfelsaftschorle, die stimmt uns nämlich nach neuerer Säftelehre so sanftmütig wie einen dicken, faulen Kater. Dann sind Sie bereit für dieses Kapitel, das in das Schattenreich des Schmerzes führt und auf die Gipfel philosophischer Gedanken. Doch keine Sorge: Es tut gar nicht weh.**

> Herz, Schmerz und dies und das,
> ach, das ist uralt.
> Kuss, Schluss und sonst noch was,
> das kennt mancher bald.
> *Herz-Schmerz-Polka. Melodie: Václav Bláha,
> Text: Frederick Reiter/Klaus Siegfried Richter*

Der Schmerz gehört zum Leben wie der Tod, er begleitet uns von der Wiege bis zur Bahre. Der erste Zahn, die erste Fünf in Mathe, der leblose Goldhamster im Käfig, der erste Liebeskummer – das alles tut weh, manches so sehr, dass wir die glatten Wände hochgehen könnten oder nächtelang ins Kissen weinen. Später erleben wir, dass der Schmerz in jedem Winkel des Körpers wüten kann: im Kopf nach einer durchzechten Nacht, in den Waden nach einer Bergtour, im Oberschenkel nach einem Pferdekuss beim Fußball. Ein entzündeter Zahnnerv kann ebenso gemein wehtun wie die Seele nach einer schlimmen menschlichen Enttäuschung. Mütter kennen den Schmerz bei der Geburt, Väter die bohrende Eifersucht, wenn die Tochter zum ersten Mal einen Freund nach Hause bringt – das Lippenpiercing ginge ja noch, aber musste sie ausgerechnet einen Bayern-München-Fan an Land ziehen?

Im Spätsommer des Lebens erfüllt uns der Tod der Eltern oder guter Freunde mit Schmerz, im Alter zwickt es hier und drückt es da, manchen tut jeder Schritt weh. Zur Genügsamkeit finden wir mit Theodor Fontane, der schrieb: »Gott, was ist Glück: eine Grießsuppe, eine Schlafstelle, keine körperlichen Schmerzen – das ist schon viel.« Und wenn ein Leben im Leiden zu Ende geht, sagen wir, jemand sei von seinen Schmerzen erlöst worden. Kurzum: Die Erfahrung von Schmerzen und die Frage nach dem Sinn von Leid gehören zu den Grundfragen der Menschheit.

Gegen den Schmerz nehmen wir Tabletten, machen wir Therapien oder autogenes Training, lassen wir uns in den Arm nehmen oder Akupunkturnadeln stechen (siehe Kapitel »Das Mysterium der Nadelstiche«). Doch wo sitzt der Schmerz eigentlich? Sitzt er dort, wo wir ihn spüren? Oder ist Schmerz eine reine Kopfsache? Wir suchen wissenschaftlichen Rat bei Kevin Reuter. Er ist Philosophie-Professor an der Universität Zürich, zu seinen Forschungsschwerpunkten zählen der Schmerz und die Sprache, mit der wir über ihn reden. Ganz ehrlich: Vor diesem Termin hatten wir gehörig Respekt: ein leibhaftiger Philosophie-Professor! Und so leitet G das Gespräch mit der Bemerkung ein, der Herr Professor werde dem Buch gewiss »Tiefgang« verleihen, was leicht ranschmeißerisch klingt, in der Sache aber voll und ganz zutrifft. Reuter geht allerdings jede »Hier-spricht-der-Meisterdenker«-Pose ab. Uns begegnet ein freundlicher Mann mittleren Alters, der mit beiden Beinen im Leben steht und deshalb schon auch mal barfuß auf Legosteine tritt, die seine Kinder im Wohnzimmer haben liegen lassen, wie er über eigene Schmerzerfahrungen berichtet.

Auf D's Frage, ob es eine Mentalitätsgeschichte des Schmerzempfindens von den alten Griechen bis heute gebe, referiert Reuter eine Studie, die er zusammen mit einem Historiker veröffentlicht hat: »Während die Medizin heutzutage Schmerzen ganz klar als Gefühlserlebnisse definiert, war das in der Vergangenheit vollkommen anders. Den Umschwung brachte das Aufkommen der modernen Pathologie in der Mitte des 19. Jahrhunderts. Bis dahin hatte man

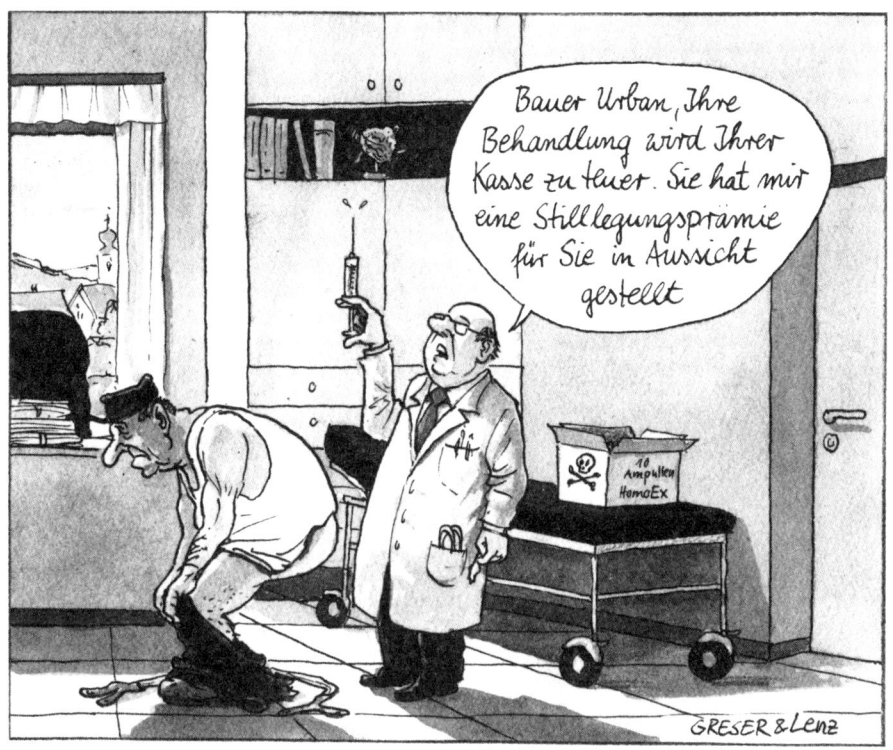

keine gute Theorie des Schmerzes, sondern nahm an, dass Krankheiten dann entstehen, wenn die Körpersäfte – schwarze Galle, gelbe Galle, Blut und Schleim – nicht in Harmonie sind. Erst die Entdeckung von Bazillen und die Entwicklung moderner Diagnoseinstrumente ermöglichte ein besseres Verständnis von Schmerzen und Erkrankungen.« Mit der Folge, dass heute zwei Sichtweisen miteinander konkurrieren: die landläufige Annahme, Schmerzen säßen dort, wo sie lokalisiert werden, also zum Beispiel im aufgeschlagenen Knie, das die Mutter mit Jod aus der Pipette beträufelt – und auf der anderen Seite das in der Wissenschaft verankerte Konzept, das bei Schmerzen auf Gehirn- oder Mentalzustände abstellt, was dem Laien irgendwie contre coeur geht, denn wo brennt die Jodtinktur wie Hölle, wenn nicht auf dem geschundenen Knie?

Wenn der Schmerz aber nicht dort sitzt, wo wir ihn zu spüren glauben, sondern im Gehirn, ist dann an der scheinbar gefühllosen

Aufforderung »Stell dich nicht so an!« vielleicht doch etwas dran? Können wir den Schmerz durch Willensanstrengung unschädlich machen? Er selbst könne sich »sehr schnell ablenken«, wenn ihm etwas wehtue, sagt Reuter. Anderen gelinge das weniger gut und einige müssten sich auf den Schmerz sogar richtiggehend konzentrieren, um ihn loszuwerden. So oder so: Der Appell »Reiß dich zusammen!« funktioniere überhaupt nur dann, wenn wir ihn an uns selber richten, weil kein Außenstehender fremden Schmerz wirklich empfinden könne.

An der Wand hinter Reuter hängt eine Karte des antiken Chinas. Deswegen möchte D wissen, ob hinter der Traditionellen Chinesischen Medizin, namentlich hinter der Akupunktur mit ihrem Konzept von im Körper verlaufenden Meridianen, erstens nicht auch die vormoderne Vorstellung stehe, es gebe Säfte oder Energieflüsse, die, wenn nicht im Gleichgewicht, Beschwerden verursachten – und ob zweitens diese Vorstellung wirklich obsolet sei, immerhin zeitigt die Akupunktur Erfolge in der Schmerztherapie. Reuter verspricht, dieser Frage zu nachzugehen.

Ein auf den ersten Blick unlösbares Rätsel ist der sogenannte Phantomschmerz – das Bein ist am Knie amputiert und dennoch tut der Unterschenkel weh. Reuter erklärt das damit, dass das Gehirn ein Bild vom Körper hat, ähnlich einer Landkarte, allerdings keiner maßstabsgetreuen. Wenn nun ein Körperteil keine Signale mehr an das Gehirn sende, komme es dort zeitweise zu einer Überaktivität, die den Phantomschmerz erzeuge. An einem Phantomwunden-Syndrom litt übrigens Karl May, von dem auch schon die Rede war. Er war wie Udo Jürgens niemals in New York und niemals in Laramie, behauptete aber: »Ich trage noch heute die Narben von den Wunden, die ich erhalten habe« (siehe Kapitel »Heile uns, Winnetou«). So stützt das Phantom-Phänomen dann doch wieder die Vorstellung gehirnbasierter Schmerzen.

»Sind Männer wehleidiger als Frauen?«, will G wissen. Er erwartet wohl ein kategorisches »Aber nein!«, doch seine Hoffnung zerschellt an des Professors differenzierter Antwort, der zunächst zwischen Schmerzschwelle und Schmerztoleranz unterscheidet und sodann erläutert, beide Kategorien seien individuell sehr unterschiedlich ausgeprägt. Die Schmerzschwelle lässt sich beispielsweise ermitteln, indem bei Probanden zunehmender Druck auf eine Körperstelle ausgeübt wird. Die einen sagen schneller »Jetzt tut es weh« als andere, Alter oder Geschlecht spielen dabei kaum eine Rolle. Die Schmerztoleranz hingegen gibt an, wie lange jemand Schmerz zu ertragen in der Lage ist, und sie hängt stark von den Umständen ab. Einige Studien lassen vermuten, »dass Männer eine stärkere Kontextabhängigkeit haben«, wie Reuter es einfühlsam formuliert. Will heißen: In Gegenwart einer Ärztin oder einer Krankenschwester neigen Männer eher dazu, den starken Maxen zu geben.

G, der über die Schmerzgrenze hinaus Gesellige, bringt den sozialen Aspekt ins Gespräch: Ist geteiltes Leid halbes Leid? Ertragen wir Schmerzen leichter, wenn wir jemanden haben, der mitempfindet? Sophokles war wohl eher für das stumme, einsame Leiden, sagt er doch: »Macht nicht unerträglich den Schmerz durch ewige Klagen.« Sein Fachkollege Reuter meint, dass sich die Redewendung vom geteilten Leid stärker auf soziale Aspekte bezieht, denn Schmerzen und Leid seien nicht dasselbe. Er benutzt den Ausdruck »empathischer Schmerz«, den wir empfinden, wenn wir einen Sportler umknicken sehen und instinktiv die Luft anhalten, als wären wir selbst umgeknickt. Allerdings geht das Mitleiden nicht so weit, dass zum Aspirin-Döschen greift, wer im Fernsehen einem Boxerauge beim Anschwellen zuschaut. Etwas anderes sind Schmerzen, die sich bei Personen einstellen können, die über eine lange Zeit einen chronisch kranken nahestehenden Menschen begleiten und dabei durchaus eigene Belastungen auf sich nehmen. Hier stehe die Forschung allerdings noch am Anfang. So wie sie auch noch keine präzise Erklärung für den Zusammenhang von Schmerz und Leid hat. »Die Korrelation ist da, aber sie ist nicht immer linear«, sagt Reuter. Es gebe chronisch kranke Patienten, die ihre Schmerzen auf einer Skala von null (schmerzfrei) bis zehn (unerträglicher Schmerz) mit dem Wert acht angeben, dabei aber in ihrem Alltag erstaunlich gut zurechtkämen und selten klagten, während andere schon einen Vierer-Schmerz kaum aushielten und litten wie ein Hund.

Sicher ist: Schmerzen zu erdulden läuft dem Streben nach Glück zuwider, das uns allen innewohnt und das als »Pursuit of Happiness« in den USA Verfassungsrang hat. Müssen wir uns die Indianer also als glückliche Menschen vorstellen, denn sie empfinden bekanntlich keinen Schmerz? In Wirklichkeit ist der Satz so wahr wie das Geständnis eines Bleichgesichts am Marterpfahl. Erfunden hat ihn wahrscheinlich der Sachse Karl May aus Radebeul, der keinem einzigen Indianer begegnet ist, aber Buch nach Buch über deren Leben geschrieben hat. Typisch Ossi: Haben noch nie einen Muslim gesehen, wissen aber genau, dass er immer das Messer zwischen den Zähnen trägt – wie ein Komantsche, der auch bei Karl May immer der Heimtücker ist. Was es hingegen gibt, sind Völker, die ihre Kinder darauf trainieren, Schmerzen auszuhalten. Die »Süddeutsche Zeitung« berichtete 2018 über Aborigines in Australien oder auf Borneo, die ihre Kinder bestimmten Schmerzens-Mutproben unterziehen, um sie fit for life zu machen. Das kommt noch von früher: Auf der Jagd konnte man in Urzeiten niemanden gebrauchen, der bei jeder Schürfwunde sofort das Heulen anfing. Heutzutage kaufen wir unser Essen hingegen im Supermarkt, da schreien verzogene Bälger an der Kasse schon Zeter und Mordio, wenn sie keinen Schokoriegel bekommen.

Überhaupt: »Werden wir auf dem Weg zur Selbstoptimierung immer wehleidiger?«, fragt D. Mutete das Leben unseren Großeltern nicht ungleich viel mehr zu, ohne dass sie ständig jammerten? Flüchten wir uns in Selbsthilfegruppen, statt einfach mal die Zähne zusammenzubeißen? Sind wir wie der Langzeitstudent, der in seiner WG-Küche über die Frage sinniert: »Mache ich mir jetzt einen Tee oder beginne ich eine neue Therapie?« Reuter lässt die kulturpessimistische Pauschalthese der anschwellenden Weinerlichkeit nicht gelten. Er findet es gut, dass der Satz »Ein Junge weint nicht« aus dem pädagogischen Hausschatz verschwindet, und empfiehlt, Kinder in ihrem Schmerz ernst zu nehmen, wenngleich er konzediert, dass es bei bestimmten Elterngruppen »Überempfindlichkeiten« gibt.

G, wie immer am Puls der Zeit, steuert die Beobachtung bei, nicht zuletzt der Krieg gegen die Ukraine habe viele aufgerüttelt und vor Augen geführt, wie absurd sich manche selbstbezogene Luxusdebatten ausnehmen, in denen so getan wird, als gäbe es keine größere Zumutung, als im Deutschland des Jahres 2023 zu leben, während sich drei Flugstunden entfernt ein ganzes Land um seine Existenz kämpft. »Da geht es nicht mehr darum, ob ich überall Zugang zu Facebook habe, sondern darum, die Verletzten zu versorgen«, sagt Reuter.

»Es hat gar nicht wehgetan!«, rufen wir frohgemut, wenn wir vom Zahnarzt kommen und der befürchtete Schmerz ausgeblieben ist. Würden wir nicht viel darum geben, wenn es immer so wäre, wenn uns die Erfahrung von Schmerzen ganz und gar erspart bliebe? Damit lenkt D das Gespräch ins Hypothetische, doch »ein Leben ohne Schmerzen ist weder möglich noch erstrebenswert«, wendet Reuter ein. Man mag den Spruch »Was uns nicht umbringt, macht uns härter« für peinlich mackerhaft halten, einen wahren Kern hat er schon. Zumindest drehte eine kalifornienmäßige Existenz nur auf der Sonnenseite vermutlich schnell leer und würde öde. Denn ein »Leben sinkt zur Erbaulichkeit und selbst zur Fadheit herab, wenn der Ernst, der Schmerz, die Geduld und Arbeit des Negativen darin fehlt«, formuliert Hegel in seiner »Phänomenologie des Geistes« für seine Verhältnisse ungewöhnlich verständlich. Karl Valentin brauchte dafür nur sieben Worte: »Gar ned krank is a ned g'sund.«

Das traurigste Beispiel einer vermeintlichen Sonnyboy-Existenz ist der sogenannte Fußballtrainer Jürgen Klinsmann, der schon vorher überschätzt wurde, spätestens aber nach seinem Umzug in den 24/7-Sonnenstaat Kalifornien gar nichts mehr riss. Dazu passt, dass er bei Hertha BSC Berlin – also in einer Stadt, in der niemand arbeitet und die vom Geld anderer lebt, aber Hauptstadt spielt – schon nach 76 Tagen das Handtuch warf, Flauschfrottee wahrscheinlich.

Dass einem schmerzbefreiten Leben das Salz in der Wunde fehle, finden auch jene, die den Schmerz geradezu suchen, als Grenzerfahrung oder zur Luststeigerung. »Hölle des Nordens« heißt die Radrennfahrt Paris-Roubaix, deren Kopfsteinpflaster-Passagen dem Gemächte der Fahrer derart zusetzen, dass man sich fragt, wie der dreifache Gewinner Eddy Merckx einen Sohn zeugen konnte. Und warum die Tour de France den Beinamen »Tour der Leiden« trägt, erschließt sich jedem sofort, der versucht, mit einem Hollandrad den Mont Ventoux zu bezwingen. In ganz anderen Sätteln sind jene unterwegs, die mit Schmerzen verbundenen Sexualpraktiken frönen, aber das würde die Kernzielgruppe dieses Buches zu sehr aufregen und die vier Säfte in Wallung bringen, was nicht gut ist für das Herz.

Widmen wir uns stattdessen der Frage, was mehr schmerzt, eine Zahnwurzelbehandlung oder Liebeskummer. Sie zielt auf die Unterscheidung zwischen körperlichem und sozialem Schmerz. Ersterer ist lokalisierbar, Letzteres betrifft die Person im Ganzen. »Reden wir also von unterschiedlichen Kategorien, wenn wir von Kopfweh und von Trennungsschmerz reden?«, fragt D. »Nach meiner Intuition: ja«, sagt Reuter nach kurzem Überlegen, allerdings sei seine Meinung nicht repräsentativ. Er plädiert dafür, zumindest sprachlich klarer zwischen dem Einen und dem Anderen zu unterscheiden. Der Schmerzbegriff, den wir mit einem kollektiven Kriegstrauma verbinden, sei eher metaphorisch und – ohne jede Relativierung – etwas Anderes als der Schmerz, den gebrochene Rippen verursachen. Verbunden seien beide Begriffe über das negative Empfinden von Leid, quasi als gemeinsames Drittes, Tertium Comparationis, wie der Lateiner zu sagen pflegt.

Reuter illustriert sein Argument zugunsten einer klareren Sprache mit dem Beispiel des Juckreizes: Er wird wie Schmerz als unangenehm empfunden, aber wir haben einen trennscharfen Begriff dafür und sagen eben nicht »Es tut mir weh«, wenn es uns juckt. Analog dazu spricht sich Reuter dafür aus, für soziales Leid ein anderes Vokabular zu verwenden als für physischen Schmerz. Er macht sich allerdings keine Illusionen über die Erfolgsaussichten, die Alltagssprache tiefgreifend zu verändern. Tatsächlich ist der Sprachgebrauch im Deutschen so schillernd wie ein Bluterguss beim Abheilen. Wir nennen ein Ziehen in der Schulter ebenso »schmerzhaft« wie den Tod der Eltern »schmerzlich«. »Du tust mir weh« sagen wir sowohl zur Abwehr einer Handgreiflichkeit als auch bei entdeckter Untreue. Rippenprellung, Todesfall,

Rosenkrieg – alles wird mit ein und derselben Vokabel bedacht. Da war der französische Philosoph und Naturwissenschaftler René Descartes im 17. Jahrhundert schon weiter, als er zwischen einer körperlichen und einer psychischen Dimension des Schmerzes unterschied. Sollten wir bei der Beschreibung von Schmerzen also von den Inuit lernen, die angeblich 50 unterschiedliche Wörter für »Schnee« kennen, die keine Synonyme sind, sondern wirklich »Schnee 23« von »Schnee 47« eindeutig unterscheiden? Schön wär's, stimmt aber ebenso wenig wie die Mär vom angeblich schmerzbefreiten Indianer. Wirklich gebräuchlich ist in den Inuit-Sprachen rund ein Dutzend Schnee-Ausdrücke, etwa so viele wie im Deutschen auch (Pulverschnee, Firn, Pappschnee, Matsch, Neuschnee, Eierschnee...).

Zur Begriffsverwendung macht Reuter, ein Vertreter der experimentellen Philosophie, regelmäßig Studien in Form von Befragungen und Experimenten. Grundbefund: Etwa die Hälfte der Probanden ist überzeugt, sozialer Schmerz sei das Gleiche wie physischer Schmerz, der sitze halt mal im Herzen und mal im Hals oder in der Hüfte. Die andere Hälfte meint, Schmerz sei der metaphorisch verwendete Einheitsbegriff für zwei unterschiedliche Phänomene, zwar leide man in beiden Fällen, aber es sei doch etwas Grundverschiedenes. Interessanterweise könne sich keine der beiden Gruppen in die Denkfigur der jeweils anderen auch nur ansatzweise hineinversetzen, zudem spielten Alter, Geschlecht, Bildungsgrad und andere Sozialvariable offenbar keine Rolle.

Man muss nicht an Gott glauben, um Schmerz und Leiden als Provokation zu empfinden und anklagend nach dem »Warum?« zu fragen. »Namentlich das schuldlose Leiden, etwa das Leiden von Kindern, steht für das Skandalon, das nicht nur unvereinbar mit der Idee eines guten Schöpfergottes ist, sondern sich in überhaupt kein konsistentes Weltbild, keine erträgliche Vorstellung vom Menschen und der Weltordnung integrieren lässt«, schreibt der Basler Philosoph Emil Angehrn. Vor allem die monotheistischen Religionen plagen sich seit Jahrhunderten mit der Frage herum, warum Gott, der doch allmächtig, allwissend und allgütig sei, Leiden zulasse. »Der Glaube und die Theologie werden – schon im Alten Testament – erbarmungslos vor diese Frage gestellt: Wie kann Gott das zulassen? Jeder Versuch einer Rechtfertigung Gottes vor dem Bösen, also jede Theodizee, endet fast immer mit dem umgekehrten Ergebnis, dass Gott selbst vor Gericht gestellt wird«, hat Karl Kardinal Lehmann einmal gesagt.

Die Vorstellung eines im Wortsinne lieben Gottes in Einklang zu bringen mit dem Elend der Welt ist tatsächlich eine harte Nuss. Bei Wolfgang Borchert gibt es die anklagende Frage: »Warst Du in Stalingrad lieb, lieber Gott, warst Du da lieb, wie? Ja, wann warst Du eigentlich lieb, Gott, wann? Wann hast Du Dich jemals um uns gekümmert?« Reuter, der von sich sagt, er sei früher sehr religiös gewesen und sei es heute nicht mehr, findet vor allem die kirchenamtliche Auskunft »Gottes Wege sind unergründlich« unterkomplex – oder in seinen Worten: »Wer so redet, hat keine Antwort auf diese Frage.« Georg Büchner hat die Frage »Warum leide ich?« einmal als »Fels des Atheismus« bezeichnet.

Nach Reuters Überzeugung steckt hinter chronischen Schmerzen keine göttliche Prüfung oder Strafe, sondern der blinde Zufall. Dennoch, so wendet G ein, stellen auch Areligiöse nach einer Krebs-Diagnose die verzweifelte Frage »Warum ich?«. Reuter hält diese Frage für »falsch gestellt, denn es gibt darauf keine Antwort«. Am Ende bleibe es eine statistische Wahrscheinlichkeit, Krebs zu bekommen oder an chronischen Schmerzen zu leiden. Man könnte auch sagen: Das Schicksal schert sich eben nicht darum, ob wir es aushalten können. Oder wie es bei Arno Geiger heißt: »Manchmal kommt etwas auf uns zu, das wir nicht erklären und nicht aufhalten können. Zufällig trifft es die einen, die anderen zufällig nicht. Warum? Das bleibt ein Rätsel.« (Der alte König in seinem Exil).

In besonderer Schärfe stellt sich die Frage nach dem Holocaust. »Solches Leiden entzieht sich nicht nur der beschwichtigenden Rationalisierung, sondern schon dem darstellenden Begriff.« (Emil Angehrn). Eine weniger bittere Antwort gab ein osteuropäischer Rabbi auf die Frage, wie ein allgütiger Gott Pogrome, Vertreibungen, Erniedrigungen und Gaskammern zulassen könne. Es ist vielleicht die klügste, möglicherweise sogar die einzig mögliche Antwort, wenn man nicht an Gott (ver)zweifeln will – der Rebbe sagte: »Ich weiß es nicht.«

Wenn das so ist, fasst G zusammen, drehen sich dann Philosophie, Theologie und Medizin nicht seit 2.000 Jahren im Kreis? Was kann die Philosophie uns geben, wie kann sie uns trösten? Muss sie nicht die Antwort schuldig bleiben auf das in Angehrns Worten »positive Sinnverlangen, das einen Zusammenhang ausmachen möchte, innerhalb dessen Schmerzen und Leiden annehmbar werden: einen Sinnzusammenhang, innerhalb dessen der Mensch sich mit der Wirklichkeit und seinem Leiden versöhnen kann«?

Die analytische Philosophie, die er vertritt, schaue sich das Verhältnis von Empfinden zur Sprache zur Welt an, sagt Reuter. Dabei »ist der Schmerz besonders faszinierend, weil wir wissen: Es gibt Schmerz da draußen, es gibt den Schmerzbegriff und es gibt das phänomenale Erleben der Schmerzempfindung«. Dieser Dreiklang habe Philosophen seit jeher interessiert, auch weil es ein Paradox des Schmerzes gebe: »Wir denken, dass Schmerzen in Körperteilen wie im Knie sein können, wir charakterisieren Schmerzen als mentale Zustände, wir glauben aber auch, dass mentale Zustände nicht im Knie sind.« Dieses Paradox aufzulösen sei eine faszinierende Sache, und eine angemessenere und treffendere Sprache könne nicht nur das Sprechen über Schmerzen präziser machen, sondern dazu beitragen, einige dieser Paradoxien aufzulösen. Der Schriftsteller Sten Nadolny drückt das in schöner Lakonie so aus: »Ich finde Genauigkeit besser als Ahnung.« (Die Entdeckung der Langsamkeit).

**Gesprächspartner:**
**Kevin Reuter** hat eine Eccellenza-Professur der Swiss National Science Foundation (SNSF) am Institut für Philosophie der Universität Zürich inne. Zu seinen Forschungsschwerpunkten zählen die Philosophie des Geistes, Sprachphilosophie und Experimentelle Philosophie sowie im Speziellen Schmerz, Introspektion und Soziale Begriffe.

# Papa Dolorosa

**Ein Männer-Stammtisch über die Schadensfälle des Lebens**

Sind Männer Memmen? Sind die harten Kerle in Wahrheit Weicheier, wenn's ans Kranksein geht? Muss Mann sich solche Behauptungen überhaupt bieten lassen? Darüber diskutiert ein Männer-Stammtisch in einer Kneipe, die passenderweise Schlappeseppel heißt. Mit dabei: die beiden Witzzeichner Greser & Lenz; der Kabarettist Urban Priol war auch für eine Bierlänge zugegen.

> Die Männergruppe »Schnupfen ist kein Todesurteil«
> trifft sich heute zur Wick-Medi-Night.
> *Aus einer Witzseite auf der Internet-Plattform Pinterest*

Der Regen patscht vom Himmel über Aschaffenburg, als stünde er unter Leistungszwang. Er flutet die hügeligen Gassen, die Schuhe und die Hosenbeine und irgendwann auch das Gemüt. Verdammt, heute ist »Internationaler Frauentag«, da könnte das Firmament wohl mal ein bisschen friedlicher sein. Türe auf in der Schloßgasse 28, schon tritt man ein in die Gaststätte »Schlappeseppel«, ein freundliches Inferno aus Bierdunst und bierseligen Gesprächen. Gleich rechts, an einem gemütlich überfüllten langen Tisch, sitzen die Witz-Zeichner Achim Greser und Heribert Lenz und fühlen sich sichtbar wohl. Bei ihnen hockt ein Mann, den man aus dem Fernsehen kennt (sofern man Kabarett-Sendungen anschaut): Urban Priol, ein kleiner Mann mit großer Präsenz. Dieses Aschaffenburg scheint ein heiteres Städtchen zu sein.

Wir ziehen um an den runden Tisch hinten links; da hocken sonst gern die Kartenspieler. Das Tonband ist noch nicht in Betrieb, da reden die Männer bereits allesamt durcheinander. »Hodenkrebs ist ja eine Fußballer-Krankheit«, referiert Herr Greser. »Jajaja«, murmelt der Tisch. »Was denn?«, fragt D. »Hodenkrebs«, wiederholt G.

»Und die Adduktoren«, setzt Herr Priol dagegen. »Ich glaube, ich esse Bratwürste«, sagt D. »Wo sind sie denn, die Adduktoren?«, fragt D außerdem. »Irgendwo im Schritt«, weiß Herr Lenz. »Ich hab keine«, sagt G. Endlich lässt Herr Greser erstmals sein einzigartiges meckerndes Lachen hören. »Eine Laune der Natur«, weiß er beizutragen.

Die Adduktoren, lesen wir anderntags in einem Internet-Erklärwerk, seien sechs »Muskeln an der Innenseite der Oberschenkel«. »Skelettmuskeln« seien diese Unaussprechlichen, ergänzt ein anderes lexikalisches Fachwerk; ihr Job sei es, »ein Körperglied heranzuziehen«. Schweigen wir von den Arm-Adduktoren, die sind für die Fußballer von geringerem Belang. Die Adduktoren des Herrn Priol allerdings helfen dem Kicker, zum Beispiel einen Fuß nach vorne zu bewegen und mit der Fuß-Innenseite den Ball zu treffen. Derart große Verantwortung ist mitunter zu viel für diese Adduktoren – ein falscher Tritt, eine verkehrte Drehung: Schon, so zählt der bayerische Sportwissenschaftler Jan Lingen auf, wehrt sich der Adduktor mit Schmerzen in den Oberschenkeln, den Hüften, den Leisten, dem Schambein und sogar in den Genitalien, die doch in diesem Fall vollends unschuldig sind.

»Ich würde gern mal wissen, was das Wadenbeinköpfchen ist«, hat sich Herr Priol schon der nächsten Fußballer-Krankheit zugewandt. »Ein Schlag dagegen«, klärt er die weitgehend ratlose Runde auf, »und schon ist ein Fußballer wochenlang lahmgelegt.« »So was könnte uns nicht passieren«, tröstet G, aber D macht schon das nächste Fass auf: »Ich verweise an dieser Stelle noch auf die Patellasehne.«

Die nötige Portion Körperkunde sei noch nachgereicht: Das Wadenbeinköpfchen ist, wie der Name schon nahelegt, das obere Ende des Wadenbeins. Direkt unterhalb des Kniegelenks sitzt es, »ist an diesem aber unbeteiligt«. Wenn (was beim Kicken durchaus vorkommen soll) der Fuß umknickt oder das Sprunggelenk Schaden nimmt, kann das Wadenbein von einem Köpfchen-Schmerz heimgesucht werden, den man seinem schlimmsten Nachbarn nicht wünschen mag. Und die Patellasehne – die gar keine Sehne ist, sondern zu den Bändern gehört – kann von schmerzhaften Entzündungen überfallen werden; noch übler freilich ist es, wenn sie reißt. Dann, lernen wir, sei »selbst ein einfacher Schritt unmöglich«. Das wäre aus Fußballer-Sicht natürlich blöd gelaufen...

Ganz kurz wendet sich die Runde dem Frauentag zu. »Ist eh besser, über Frauen zu reden«, ereifert sich Herr Lenz, »was wollen wir denn mit Krankheiten.« »Samenbank«, sagt Herr Greser ohne erkennbaren Zusammenhang, lacht und sagt schon wieder dieses Wort: »Hast du ein Konto auf der Samenbank?« Herr Greser hat während der mageren Corona-Jahre von der Körpermitte aufwärts erkennbar ein paar Kilo zugelegt. D lockt ihn listig zum Thema Übergewicht: »Steht dir gut, die Zunahme. Wie kriegt man so was?« »Frust, Bier und Kummer«, antwortet Herr Greser nach einigem Zögern. »Fangen wir mit dem Kummer an«, schlägt G vor. Herr Greser wird ungewohnt wortkarg. »Hängenlassen, Gehenlassen«, murmelt er schließlich. Herr Priol gibt sich pädagogisch: »Ich denke dabei an die Szene im 007-Film Goldfinger, als James Bond auf enger Straße mit seinem Aston Martin DB5 einen Mustang überholen will und der Mann auf dem Beifahrersitz ihn ermahnt: Disziplin, Mister Bond, Disziplin!« Dann wieder der in sich gekehrte Herr Greser: »Man fragt sich ja auch, für was, wohin, quo vadis? Lebensauftrag erledigt? Zur Erhaltung der Art habe ich null Beitrag geleistet.« G fragt einfühlsam nach: »Bedauerst du das?« »Nein! Unser Planet strotzt doch vor Überbevölkerung. Darum sollten sich diese Klimaaktivisten mal kümmern.« »Wir könnten uns doch auch mal festkleben«, forciert D das Thema. G hält dagegen: »Ich habe eine These, weshalb es kaum ältere Klimaaktivisten gibt: Die könnten sich nur in der warmen Jahreszeit an den Asphalt kleben, sonst werden sie mit wochenlangen Knochenschmerzen bestraft. Die könnten es noch nicht mal allzu lange in der Hocke aushalten.« Herr Priol ahnt: »Wir würden die Polizisten anflehen, uns wegzutragen!« G nun wieder: »Die tragen natürlich lieber erst mal die schlanken Frauen weg als uns Kolosse.«

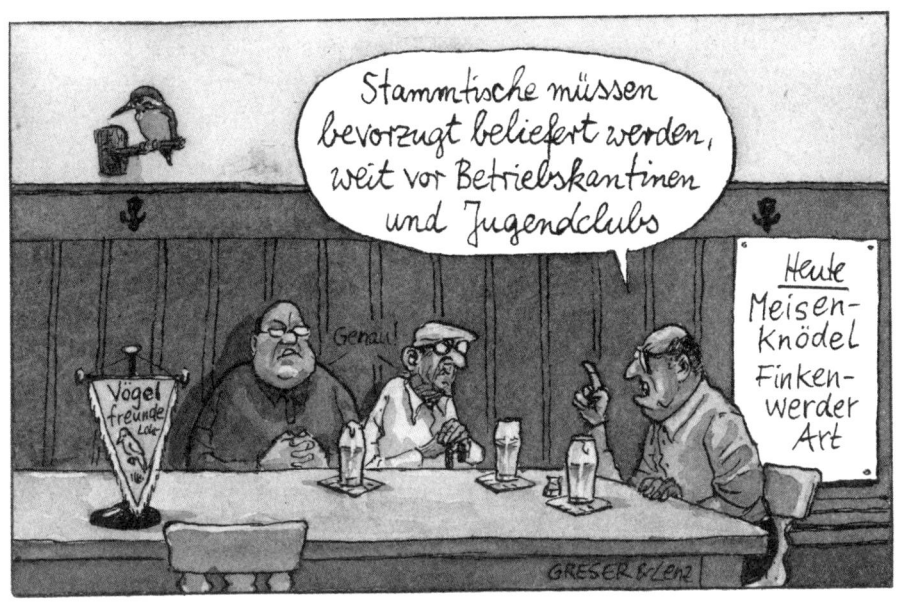

Wie sieht Ihr Bier-Notfallplan aus, Herr Scholz?

Plötzlich reden die fünf Männer übers Gendern. Das liegt eindeutig an Herrn Priol: »Neulich habe ich meine jüngere Tochter und drei Freundinnen bekocht und mal kurz einen Gender-Witz rausgeschnippt – von einer Sekunde auf die andere 20 Grad minus. Fertig, Aus, Ende. Da wird kein Spaß verstanden.« Herr Greser ist fassungslos. G ereifert sich: »Schlimm finde ich nicht, dass junge Leute sich ereifern – grauenvoll ist, was vor allem in den öffentlich-rechtlichen Anstalten an ideologisch motivierter Sprach-Vergewaltigung stattfindet. Nicht nur beim Gendern. Plötzlich steht das ›I-Wort‹ auf der Verbotsliste. I für Indianer.« »Jawoll«, sagt Herr Priol, »ich sehe das ein, dass man sich diesen kolonialen Unrat vorknöpft; Denkmäler, die die Welt nicht braucht, undsoweiter. Aber jenseits dessen wird es an vielen Stellen unsäglich. Jetzt wollen sie sogar den Hawaii-Toast verbieten.« Sie – das ist in diesem Fall eine linke Splittergruppe, die die kulinarische Spezialität aus Toast, Schinken, Ananas und Käse als rassistisch bewertet hat. »Du denkst, es kann nicht weitergehen«, sagt etwas resignativ Herr Priol – »aber dann geht es doch jeden Tag weiter auf dieser Welle. Ohne Toast Hawaii hätte es niemals die Dosen mit den Ananas-Scheiben gegeben.« Herr Lenz sorgt sich: »Da drangsaliert uns eine Minderheit, aber die ist sehr meinungsstark und laut.« D ist geradezu empört: »Diese Missionierungsanstrengungen nehmen kein Ende. Aber wir müssen halt dagegenhalten.«

Herr Priol gibt einen Reisebericht zum Besten: »Zur Zeit der Fake-Debatte um Winnetou war ich gerade in Kanada. Wir sind in eine Bar, da kam uns einer entgegen und brüllte: ›I am Indian‹, ich bin Indianer! Ich schätze, der Mann hatte 1,2 Promille, egal. ›Come in, setz dich zu mir‹, sagte er. Hinterm Tresen stand ein Inder. Der Indianer sagte zu mir: ›Geh mal zu dem Hindu und hol Bier.‹ ›Woher weißt du denn, dass das ein Hindu ist?‹, fragte ich ihn. ›Das weiß ich nicht. Aber du wirst doch nicht erwarten, dass ich zu dem Mann Indian sage. Indian sind wir!‹«

Herr Lenz hat eine weitere seiner stetig klugen Einordnungen: »Ich glaube, dass diese Aktivisten in Sachen kultureller Aneignung, Rassismus, Gendern & Co sich als Stellvertreter fühlen für ihre jeweilige Sache. Wenn man mit den Betroffenen selbst spricht, sehen die in den sogenannten Verstößen meistens gar kein Problem.« Laut einer Umfrage des Marktforschungsinstituts YouGov im März 2023 halten nur 23 Prozent der Frauen die »geschlechtergerechte Sprache« für wichtig, davon neun Prozent für »sehr wichtig«. Über zwei Drittel der Frauen (68 Prozent) dagegen halten es für unwichtig, dass gegendert wird, 47 Prozent sogar für »sehr unwichtig«.

Herr Greser hat eine Geschäftsordnungsfrage: »Da wird ja ein Kulturkampf losgetreten, in den wir alle hereingezogen werden. Was sollen wir jetzt tun? Sollen wir uns den verschärften Knigge-Anordnungen fügen?« G, schneller als ein durstiger Mann trinken kann: »Auf keinen Fall! Wir haben ja auch die Mehrheit auf unserer Seite, die allermeisten ärgern sich.«

Herr Priol hat klammheimlich bezahlt und steht jetzt neben dem Tisch. »Ich wünsche den Herren einen insgesamt friedlichen Festverlauf«, sagt er zum Abschied. »Daran ist uns nicht gelegen«, murrt G und schaut misstrauisch zum Tonband. Später wird das unerbittliche Aufnahmegerät Schwächen offenbaren; von Zeit zu Zeit überdröhnt die in Stimmung getrunkene Kneipen-Gesellschaft sogar die Pressstimme des fränkischen Brüll-Philosophen Greser. Vielleicht aber hat dort jemand heimtückisch ein Zensur-Modul eingebaut, so dass besonders dämliche oder verachtenswerte Äußerungen fürsorglich gelöscht werden. Danke, Tonband!

D steuert die Stammtisch-Runde unerbittlich auf das Zentral-Thema zurück. »Welche Hilfsmittel braucht Ihr eigentlich inzwischen? Brille, Hörgeräte ...«

Herr Greser: »Brille, ja. Aber die hilft auch nicht mehr so richtig. Nächsten Dienstag habe ich einen Termin in der Frankfurter Augenklinik.«

G: »Warum?«

Herr Greser: »Grauer Star. Ich bin echt besorgt.«

D: »Das ist doch Routine heutzutage.«

Herr Greser: »Ja, das sagen alle. Ich sehe aber schon den Chirurgen vor mir, nach der Operation, wie er losstammelt: Das ist uns ja noch nie passiert. Ich habe nur noch ein intaktes Auge, wenn die daran rummachen ... «

G: »Ich hab das schon längst hinter mir. Früher war ich kurzsichtig wie ein Maulwurf, heute bin ich hellsichtig wie ein Adler. Als der Graue Star bei mir nistete, habe ich das selbst gar nicht bemerkt – aber im Büro fragten die Menschen: Wie weit wollen Sie eigentlich noch in den Computer kriechen? Die Augenärztin schlug Alarm, dann kam die OP. Abgesehen davon, dass ich seit dem Kindergarten-Alter nicht so klar und weit gucken konnte wie mit den neuen Linsen: Ganz viele haben überhaupt nicht bemerkt, dass ich plötzlich keine Brille mehr trug. Dabei war ich immer überzeugt gewesen, dass die vollkommen stilprägend sei für mich. Stimmte aber nicht.«

Herr Greser (lachend): »Hast wahrscheinlich immer ein Vermögen ausgegeben für die Gucci-Brillen.«

G: »Stimmt. Einer meiner ersten Wege führte mich nach der OP in ein Brillengeschäft, da habe ich mir als 60-Jähriger die erste richtige Sonnenbrille meines Lebens gekauft – keine Clips, die man sich auf das Brillengestell klemmen musste und keine Sonnenbrillengläser in meiner Sehstärke. Toll! Der allergrößte Vorteil aber ist: Du betrittst eine Gaststätte und da beschlagen keine Gläser mehr…«

Herr Greser: »Man gewöhnt sich ja an eine Brille, wie an jede Behinderung. Aber wenn das denn sein muss mit den Linsen, dann bin ich sehr gespannt, was ich unter der Dusche zu sehen bekomme.«

D: »Was willste denn da sehen? Shampoo? Vielleicht gibt's da ja auch Dinge, die man lieber nicht sieht!«

Herr Greser: »Am Auge und am Gemächt finde ich die Vorstellung grauenhaft, dass man daran operiert wird.«

G: »Kann das denn am Gemächt wirklich noch so verheerende Folgen haben?«

Herr Greser: »Jenseits der Funktionalität und des Gebrauchs ist man doch von einer Urangst beseelt.«

G: »Hast du überhaupt Angst vor Krankheiten?«

Herr Greser: »Du meinst, ich wär ein Hypochonder?«

G: »Vielleicht…«

Herr Greser: »Nee, das glaube ich nicht.«

G: »Es gibt ja Experten, die behaupten, dass Männer weinerlicher seien als Frauen.«

Herr Lenz: »Das kann man doch gar nicht bezweifeln. Man sieht doch, was Frauen bei der Geburt aushalten müssen.«

Herr Greser: »Vielleicht ist dieser Geburtsschmerz auch der Grund, aus dem viele Mütter dazu neigen, ihre Kinder zu verhätscheln und überzuversorgen – der Schmerz soll doch nicht umsonst gewesen sein.«

Sommer 2022. Im kanadischen Calgary findet die alljährliche »Stampede« statt, das größte Freiluft-Rodeo der Welt. In diesem Jahr hielten die Veranstalter für die harten Kerle eine besondere Prüfung bereit: einen »Periodenschmerz-Simulator«. In zehn Schmerzstufen simuliert das Gerät jene Schmerzen, die Frauen allmonatlich erdulden müssen, wenn sie »ihre Tage« haben. Ein paar Mutige, keiner von ihnen ohne martialischen Cowboy-Hut, lassen sich verkabeln, setzen sich auf einen Schemel – und dann greift auch schon der Schmerz von unten an und wird immer stärker und stärker. Stufe 5. Einer liegt fast auf dem Hocker, hält sich mit der linken Hand den Bauch und klammert sich mit der rechten an das Sitzmöbel. »Sollen wir Schluss machen«, fragt die immer gut gelaunte Frau mit der Fernbedienung. »Mach weiter«, stöhnt er – die Umstehenden, vor allem Frauen, lachen. »Du bist ein Masochist«, stellt die Frau fest und gibt nochmal Gas. »Aus«, brüllt er, »das reicht!« Ein anderer reißt bei Stufe 7 mit schmerzverzerrtem Gesicht die Arme hoch und ergibt sich. Der größte Periodenschmerz-Held aber hält durch bis Stufe 10. »Grauenhaft«, stöhnt er zwischendurch, »jetzt zieht es in die Beine!« Sein Körper ein einziger verkrampfter Muskel. »Willst du mal aufstehen?«, fragt die Frau mit der Fernbedienung. »Lieber nicht«, sagt er. »Aber du musst doch zur Arbeit«, ermahnt ihn die böse Frau, »die Leute in deinem Job geben einen Scheiß darauf, ob du Periodenschmerzen hast.« Zustimmendes Gelächter, die Zuschauerinnen genießen offenkundig die Folter-Vorführung. Eine Frau hat sich übrigens auch für den Test gemeldet. Sie sitzt da, lächelnd und entspannt, und hält durch bis Stufe 7. »Klar tut das weh«, sagt sie hinterher. »Na und?«

Herr Lenz: »Ich hab's doch schon zu Beginn gesagt – das ist einfach das bessere Thema: Frauen.«

Greser lacht, dass sich die Kneipe erschrocken wegduckt.

D: »Bist du verhätschelt worden von deiner Mutter?«

Herr Greser: »Ich weiß nicht. Das Milieu war nicht dazu angetan, jemanden zu verhätscheln. Ich kann mich allerdings erinnern, dass als Belohnung für ein gewisses Wohlverhalten ein Schifferklavier für mich angeschafft wurde. Aus der Musiker-Karriere ist allerdings nichts geworden. Da hatte ich schon ein wenig ein schlechtes Gewissen.«

D: »Hast du's denn wenigstens versucht?«

Herr Greser: »Ich bin brav beim Kapellmeister in Lohr in die Lehre gegangen, der ist aber nach einem Jahr gestorben. Nicht wegen mir! Es gab dann keine Schifferklavier-Anstrengungen mehr.«

G: »Jetzt lasst uns mal zu den Krankheiten zurückkehren. Lasst uns über kranke Männer reden. Ältere Kerle, die zusammensitzen, reden sehr gern darüber – was habe ich, was hat der, warum hat man den schon so lange nicht mehr gesehen ...«
Herr Greser: »Das ist aber kein neues Phänomen.«
G: »Natürlich nicht.«
Herr Greser: »Es ist doch eine Tatsache, dass wir im Alter mit der Vorstellung zurechtkommen müssen, dass das alles mal irgendwann zu Ende geht. Das ist sehr schwer. Und wenn dann erste Anzeichen vorhanden sind, verschärft das die Gemütslage erheblich.«

G: »Es gibt ja mitunter auch einen Überbietungswettbewerb: Wer leidet am stärksten. Erzählt der eine, dass ihm eine Bein-Amputation bevorsteht, findet sich ein anderer, der sagt: halb so schlimm gemessen an meinen Nierensteinen!«
Herr Lenz: »Ich habe eher den Eindruck, dass die meisten Männer zu dem Thema lieber schweigen.«
Herr Greser: »Ich nehme so eine Mitleidslosigkeit wahr. Wenn einer seine Krankheiten aufzählt, sagen die anderen am Tisch nichts dazu – das Thema soll einfach schnell wieder verschwinden. Ich weiß nicht, ob das heute an den gröberen Umgangsformen liegt. Früher hat man den Schmerzen der anderen schon eine gewisse Beachtung geschenkt, aber eher formelhaft und aus Gründen der Höflichkeit. Im Grunde hat's auch damals keine Sau interessiert. Und auch bei dem Thema gilt das Sankt-Florian-Prinzip: Heiliger Sankt Florian, verschon' mein Haus, zünd' andre an. Wenn jemand gestorben ist, dann allerdings gibt es Krokodilstränen und Mitleidsbekundungen – wie ernst diese Gesten auch immer gemeint sein mögen. Trotzdem ist es richtig, dass es sie gibt.«

G: »Männer gehen ja bekanntlich seltener zum Arzt als Frauen. Frauen werden freilich statistisch älter als Männer. Was ist da los? Negieren Männer ihre Krankheiten?«

Herr Lenz: »Man erfährt es ja am eigenen Leibe. Viele Männer kämen, wie ich auch, gar nicht auf die Idee, die Hausärztin oder den Hausarzt zu konsultieren – wenn da nicht eine Frau oder Freundin sie dazu drängen würde.«

D: »Warst du, beispielsweise, schon mal bei einer Darmspiegelung?«

Herr Lenz: »Ja, schon.«

D: »Und, alles gut?«

Herr Greser: »Mir hat der Robert Gernhardt auf dem Sterbebett zur Darmspiegelung geraten. Er ist ja an Krebs gestorben – allerdings nicht am Darmkrebs. Aber es wurde festgestellt, dass der Urkrebs im Darm gewuchert ist. Das ist bekanntlich die Krebsform, die am leichtesten zu entdecken und zu behandeln ist.«

Herr Lenz: »Ich bin gelobt worden von meinem Arzt. So sauber muss der Darm sein, hat er gesagt.«

D: »Wahrscheinlich hat er vorgeschlagen: Kommen Sie doch mal in meine Vorlesung.«

Herr Greser: »Der packt dich und deinen Darm in eine Powerpoint-Präsentation für internationale Professoren-Treffen.«

D: »Oder für einen Vortrag in Harvard.«

Herr Greser kriegt sich gar nicht mehr ein von seinem Schockwellen erzeugenden Gelächter. »Harvard, genau«, brüllt er. »Heribert in Harvard«, freut sich auch D. Herr Lenz freilich bringt den Heiterkeitsausbruch zu einem schnellen Ende. »Blöd ist«, sagt er, »dass mein Arzt vor einem halben Jahr gestorben ist. An Krebs.«

2017, so meldet es das Statistische Bundesamt, waren 62 Prozent der erwachsenen Männer, aber nur 43 Prozent der Frauen übergewichtig. Selber schuld also, wenn die Herren sich schwerer durchs Leben schleppen – und dafür auch noch veräppelt werden. Eine Apotheke warb vor Jahresfrist mit dem Spruch: »Hier gibt's die Extra-Portion Mitleid für kranke Männer.« Eine Internet-Bloggerin höhnte: »Auch wir Frauen leiden, wenn wir krank sind! Wir sterben nur nicht gleich.« Das Frauenblatt »Women's Health« beömmelte sich im November 2019 wie folgt über den kranken Mann: »Der Mann singt die internationale Hymne der Männergrippe: Mimimimi. Er liegt auf der Couch, jault und wehklagt, verfasst Testamente und hat sich bereits einen Spruch für seinen Grabstein ausgedacht: ›Der Wille war stark, aber der Feind übermächtig.‹«

Männergrippe, das ist natürlich eine feine Erfindung, die jeden kranken Kerl unweigerlich dem Gespött überantwortet. In der Weihnachtsausgabe des »British Medical Journal«, Dezember 2017, drehte der Mediziner Kyle Sue aus Neufundland die Harpune um und recherchierte, ob es diese Männergrippe tatsächlich gibt. »Ich hatte es einfach satt, dass man mir ständig anhängen wollte, ich würde meine Erkältungsbeschwerden übertreiben«, schrieb er in seinem Report, einem Versuch zur Ehrenrettung der männlichen Weicheier: Offenbar, so ermittelte Mister Sue, »hat die männliche Immunabwehr mehr Probleme mit Erkältungsviren als die weibliche«.

»Männergrippe ist kein Mythos« reportierte ebenfalls im Dezember 2017 der NDR und meldete: »Männer sind genetisch im Nachteil. Während Frauen zwei X-Chromosome haben, haben Männer ein X- und ein Y-Chromosom. Doch auf dem X-Chromosom liegen besonders viele Gene, die für Abwehrprozesse im Körper verantwortlich sind.« Diese himmelschreiende biologische Ungerechtigkeit hat laut der Krankenkasse »Barmer« dramatische Folgen: »In Europa erkranken Männer häufiger und heftiger an einer Grippe, ausgelöst von Influenzaviren. Auch Tuberkulose, Meningokokken, Pneumokokken und Heptatitis B treffen Männer schwerer. Sogar eine Blutvergiftung als Folge von Infektionen trifft eher Männer.« Günter Gerhardt, lange Jahre Chef der Mainzer Landeszentrale für Gesundheitsförderung und als »Fernseh-Doc« populär, erläuterte in der Rheinpfalz, was los ist mit Männern und Frauen: »Die weiblichen Geschlechtshormone, die Östrogene, schützen tatsächlich vor Schmerz – aber auch vor Infektionen, vor Krebs und vor Herz-Kreislauf-Erkrankungen. Manche Krankheiten treten bei Männern oft deutlich früher auf, bei Frauen erst nach der Menopause.« Und: »Männer gehen nicht zur Vorsorge, sie sagen: Nein, ich lass mir nicht die Prostata untersuchen oder den Finger in den Popo stecken. Das ist unmännlich.« Immerhin: »Männer frieren nicht so schnell wie Frauen, und körperlich sind sie meistens stärker.«

Was lernen wir aus all dem? Nicht nur Frauen leiden unter ihrem Schmerzensreichtum. Auch die männliche Natur ist für Krankheiten anfällig, die an Frauen wiederum abperlen wie an einer Regenpelle. Trinken wir ruhig mal einen auf Papa Dolorosa, den keinesfalls eingebildeten Kranken. Zum Wohlsein!

D: »Habt ihr Angst vor der Umwelt-Verseuchung? Das Essen, so scheint es, wird immer ungesünder ...«

Herr Lenz: »Nee. Das habe ich mein Leben lang verdrängt. Als wir studiert haben, haben wir zum Beispiel die Ravioli direkt aus der Dose gelöffelt.«

G: »Ich will gar nicht mehr wissen, was ich alles in mich reingeschaufelt habe.«

D: »Kartoffelsalat aus dem Zehn-Liter-Eimer...«

Herr Greser: »Meine Mutter hat mir mal erzählt, mit welchen Mühen sie mich aufgezogen hat. Kein Geld, im Garten wurde alles Essbare geerntet. Damals war das ein Leben in Armut – aus heutiger Sicht war das gesund und vorbildlich.«

G: »Wahrscheinlich sogar gesünder als viele Dinge, die heute unter irgendeinem Bio-Siegel verhökert werden.«

Herr Lenz: »Natürlich merken wir inzwischen, dass wir älter werden. Man hat weniger Haare, man wird fülliger ... «

Herr Greser: »Wer eine Zeitung abonniert hat, schaut sich als Erstes die Todesanzeigen an. Das ist ja auch ein Beleg dafür, dass die Interessen sich verlagern. Diese Todesanzeigen vermitteln einem sehr zwiespältige Gefühle. Man schaut, wie alt die Menschen geworden sind, viele von ihnen wirklich steinalt. Das hat was Tröstliches. Dann sind da aber auch die sehr viel Jüngeren. Und die in unserem Alter ...«

G: »Der geschätzte Mit-Autor ist bekanntlich unverwüstlich, der futtert ja sogar Innereien.«

Herr Greser: »Darf ich nicht. Wegen der Gicht.«
G: »Nimmst halt Allopurinol, den Allerweltsstoff gegen Gicht?«
Herr Greser: »Das nehme ich, aber die Gicht ist ja trotzdem da.«
D: »So ein Lüngerl schmeckt schon lecker, oder?«
Herr Greser: »Nee, danke. Leberwurst ja ...«
G: »Wie viele Pillen nimmst du am Tag?«
Herr Greser: »Vier. Die Gicht-Prophylaxe, zweimal Blutdrucksenker und ein Mittel gegen Reflux.«
D: »Gegen Sodbrennen?«
Herr Greser: »Ich habe ein paar Mal versucht, das Zeug abzusetzen. Geht aber nicht.«

Jetzt prasseln die Medikamente-Erinnerungen auf den Tisch. Blutdrucksenker und Blutverdünner (G), Antibiotika (D), noch mehr Antibiotika (Herr Greser). G berichtet über seine Gicht- und Nierenstein-Erfahrungen (natürlich viel zu ausschweifend). Plötzlich wird offenbar, dass die meisten am Tisch sich im ausgereiften Lebenszustand auch ihrer Religiosität entsinnen. »Natürlich ohne die Institutionen, die machen's einem schwer«, beharrt G. »Darum geht's ja auch gar nicht«, sagt Herr Greser. Sondern darum: Gibt's irgendwo einen Gott, an den man sich wenden kann? Herr Greser predigt als besonderen Glückszustand, wenn man sich bis ins Alter eine »naive Frömmigkeit« bewahrt hat. G fragt tückisch, ob man als älterer Kerl, gewissermaßen aus Rückversicherungsgründen, dem Glauben wieder was abgewinnen kann. Herr Greser mimt Gott: »Gefeller, du gottloser Lump, was hast du hier oben verloren!« G wehrt sich: Er könne über die Steuerbescheide nachweisen, dass er der Kirche gegeben habe, was gemäß Staatsvertrag das ihre ist. Herr Gresers höhnisches Lachen bricht wieder hervor: »Der Steuerbescheid, der nutzt dir da oben nix«, dröhnt er. D fragt doch noch mal nach: »Wird man kurz vor seinem Ende noch mal religiös?« Herr Greser wiegelt ab: »Das sagt man den Menschen immer nach, aber ich glaube, dass das nur ein geistiges Spiel ist. Der verheerende Eindruck, den man von den Sudel-Seelsorgern bekommen hat, ändert sich ja nicht, weil man jetzt alt geworden ist. Der Ekel vor kirchlichen Institutionen bleibt. Aber warten wir mal ab – wenn man irgendwann auf dem Sterbelager liegt und der

letzte Schnaufer bevorsteht, dann fällt einem vielleicht doch ein, dass man danach irgendwie anständig behandelt werden will...«
»Wenn's endgültig aufs Ende zugeht«, meint Herr Lenz, »dann greift man wahrscheinlich nach jedem Strohhalm. Meine Mutter war nicht besonders gläubig – aber ganz am Schluss hatte sie doch diese Gedanken: Vielleicht gibt's ihn ja wirklich, den Gott...«

Herr Greser: »Ich zahle nach wie vor meine Kirchensteuern, obwohl ich sämtliche Rituale nicht mitvollziehe. Nicht aus Krankenfürsorge, sondern eher aus Angst.«
Herr Lenz: »Man stellt sich auch die Frage: Wer kommt denn überhaupt in den Himmel? Muss man getauft sein? Muss man Mitglied der Katholischen Kirche sein? Oder reicht es, wenn man einfach nur geglaubt hat?«
Herr Greser: »Das ist doch alles Spekulation. Aber der Glaube spendet einem individuellen Trost. Wenn man das Ende als Übergang betrachtet, wird alles leichter. Und wenn man den Weg in der Kirche gegangen ist – mit regelmäßiger Beichte undsoweiter –, dann fühlt man sich irgendwie behütet. Und sicher.«
G: »Aber wenn man an die Himmelspforte klopft – wenn es sie denn gibt –, steht man dann nicht unter Generalverdacht, wenn man dort als eingetragener Katholik vorstellig wird? Hat nicht der eher Recht auf Einlass, der anständig und im Sinne des Christentums sein Leben geführt hat, ohne in der Kirche zu sein?«
Herr Greser: »So bastelt sich halt jeder seine persönliche Heilserwartung zurecht. In einem hiesigen Wald-Kindergarten von Waldorf hat eine Kindergärtnerin den Kleinen – wie's früher durchaus üblich war – den Lebenszweck einer Forelle vorgeführt: fangen, töten, ausnehmen, grillen. Es wurde nicht berichtet, dass eines der Kinder dadurch Schaden genommen habe – manche Eltern hingegen stürzten in tiefe Verzweiflung. Tod, hatten sie ihren Kindern beigebracht, gibt es nicht – heutzutage gehen Mensch und Tier über die Regenbogenbrücke. Jetzt standen die Eltern halt blöd da mit ihrem Regenbogen-Quatsch.«
D: »Jetzt weiß ich endlich, warum die Fische Regenbogen-Forelle heißen...«

D: »Könnt ihr denn wenigstens von kleinen Zipperlein berichten, morgens beim Aufstehen zum Beispiel: das Knie, die Schulter...«

G: »Mein einstiger Lieblings-Chef hat mir gerne Weisheiten fürs Leben vorgetragen. Eine war diese: ›Wenn Sie in meinem Alter morgens wach werden und spüren keinen Schmerz, dann sind Sie tot!‹«

Herr Lenz: »Kleine Gebrechen hat jeder ab einem bestimmten Alter. Ich selbst habe gerade eine Schmerzerfahrung hinter mir gelassen, eine Analfissur. Das bedeutete ein halbes Jahr lang jeden Morgen mindestens zwei bis drei Stunden lang Schmerzen. Du weißt nicht mehr, was du machen und wie du arbeiten sollst; man kann sich nicht konzentrieren. Da habe ich mich entschlossen, Schmerztabletten zu nehmen. Es ist mir aber auch klar geworden: Wenn ich mal Krebs bekommen sollte – das schaffe ich nicht. Das will ich nicht aushalten. Das Erlebnis war wirklich einschneidend.«

D: »Man wird dann beherrscht davon?«

Herr Lenz: »Ja, total. Als es vorbei war, von einem Moment auf den anderen – da konnte man das gar nicht fassen. Man gewöhnt sich an solch einen Schmerz und sitzt da und wartet, dass er wieder zurückkehrt.«

Herr Greser: »Ich habe vor kurzem, natürlich aus gesundheitlichen Gründen, den Besuch eines Hallenbades wieder aufgenommen. Das tut gut. Es ist, als sei die Schwerkraft aufgehoben. Wenn man wieder aus dem Wasser klettert, fühlt man sich allerdings wie ein schwerer nasser Sack, der sich kaum mehr auf den Beinen halten kann. Natürlich kriegt man, wenn man damit beginnt, Muskelkater; aber das ist ein wohliger Schmerz.«

G: »Wie viel hast du eigentlich zugenommen in der Corona-Zeit?«

Herr Greser: »Ich wiege mich nicht.«

Herr Lenz: »Du siehst wahrscheinlich gar nichts auf der Waage.«

D: »Was machst du denn da im Hallenbad? Schwimmen? Oder stehst du im Becken und pinkelst?«

Herr Greser: »Es gibt ja da zwei Gruppen. Das eine sind diese spindeldürren Menschen, die Bahn um Bahn herunterkraulen – die anderen sind die Kegelrobben, meistens ältere Frauen, und natürlich ich. Ich fühle mich schneller als die Weiber, bin aber den Kampfschwimmern vollkommen unterlegen.«

G: »Wie lange macht ihr das jetzt eigentlich schon mit der täglichen Herstellung und Lieferung eurer Bilder?«
   Herr Lenz: »Für die ›F.A.Z.‹ arbeiten wir seit 1986.«
   G: »Habt ihr manchmal die Schnauze voll?«
   Herr Greser: »Ja, schon…«
   Herr Lenz: »Jeden Tag!«
   Herr Greser: »Das hat nichts mit der ›F.A.Z.‹ zu tun. Ich träume manchmal von Tagen, an denen mir die Nachrichtenlage vollkommen schnuppe ist. Nicht mehr eintauchen in den Mist, der die Welt bewegt… Aber ich frage mich dann natürlich auch: Was würdest du denn dann machen? Wir haben kein Künstler-Bohème-Leben geführt, alles war immer eisenharte Dienstleistung. Wie soll man davon umschalten? Es gibt hier in der Gastwirtschaft so Kameraden… Zum Beispiel einen ehemaligen Beamten, der während der Jahrzehnte seines Dienstes vollkommen diszipliniert mit dem Alkohol umgegangen ist. Aber kaum war er in Pension, ist er dem Stoff verfallen. Der trinkt jetzt im Zwei-Schichten-Betrieb. Mittags nimmt er seinen Frühschoppen. Dann fährt er wieder heim, weil er seine kranke Frau betreut – Gott sei Dank hält er das eisern durch. Am Abend ist er zum Dämmerschoppen wieder da. Inzwischen zittern seine Hände schon. Das könnte mir natürlich auch drohen, obwohl man das nicht will. Aber was soll's. Das ewige Leben erreicht man ja auch nicht, wenn man jeden Tag joggen und schwimmen geht, auf Alkohol verzichtet, morgens Müsli und mittags Tofu-Bratling isst.«

**Gesprächspartner:**
**Urban Priol** saß eher zufällig wie ein handzahmer freundlicher Herr von nebenan an unserem Stammtisch – nur seine immerzu listig blitzenden Augen haben ihn verraten. Von seinen Bühnen-Auftritten kennt man ihn nämlich ungleich wilder: Seine Hemden, immer bunt und meistens kurzärmelig, trägt er gern leger über dem Hosenbund; die Haare erheben sich ungebändigt und wirr über

dem Kopf, als hätte er gerade in eine Steckdose gefasst. Priol ist einer der bekanntesten Kabarettisten des Landes, sein Repertoire ist so wild wie seine Frisur; er ist dafür berühmt, dass er gerne auch mal die Schmerz- und Geschmacksgrenzen seines Publikums austestet und gegen jeden und alle austeilt. »Ich nehme mir das Recht, mich aufzuregen«, hat er der »F.A.Z.« 2015 anvertraut. Priol, Jahrgang 1961, wurde in Aschaffenburg geboren und lebt auch dort. Er sammelt Oldtimer. Er trinkt seinen Abendschoppen regelmäßig im Schlappeseppel – da ist es unvermeidlich, dass er gelegentlich auf die beiden Aschaffenburger Witz-Zeichner **Achim Greser** (ebenfalls Jahrgang 1961) und **Heribert Lenz** (1958) trifft. Schon früh haben die beiden sich zu Greser & Lenz zusammengetan, zeichneten für die Satire-Blätter »Pardon« und »Titanic« und, seit 1996, für die »F.A.Z.« (sowie, jetzt schon zum fünften Mal, für diese Buchreihe). Die »Spötter mit dem Zeichenstift« (Süddeutsche) haben ihre von groteskem und bösem Humor triefenden Zeichnungen in zahlreichen Ausstellungen präsentiert und wurden mit Preisen geradezu überhäuft – zuletzt 2023 mit dem Karikaturenpreis der deutschen Zeitungen.

# 10 Dinge, die wir nicht mehr essen sollen

**Aber wenn's uns doch schmeckt!**

Wichtiger als alle schönen Künste ist für das Wohl der Familie die lange als Stiefschwester betrachtete und behandelte Kochkunst.

*Henriette Davidis,*
*»Praktisches Kochbuch«, 32. Auflage, 1898*

**1 Die arme Sau.** Schmeckt uns das Kotelett auch noch so gut, können wir uns kaum noch befreien von seinem schlechten Image: Schweinefleisch steht unter Igitt-Verdacht. Wegen des Klimas. Wegen des traurigen Schicksals von Miss Piggy und Co. Und weil die Sau uns die Antibiotika-Bilanz versaut. Wenn das arme Schwein Pech hat, findet es nach einem traurigen Leben in Massentierhaltung nach rund 300 Tagen sein Ende in einer brutalen industriellen Schlachtungsfabrik. Wie soll Tier da gesund bleiben? Was man dem Schweinefleisch alles vorwirft: Es ist fettig, hat einen hohen Cholesteringehalt, ist vollgepumpt mit Hormonen, fördert Arteriosklerose. Ist übrigens nicht nur aus jüdischer und muslimischer Sicht sowieso unrein; auch Martin Luther schrieb in seiner Bibel-Übersetzung (3. Mose 11.8): »Vom Fleisch dieser Tiere dürft ihr weder essen noch ihr Aas anrühren; denn sie sind euch unrein.« 2017 wurden in Deutschland noch knapp 30 Millionen Schweine gemästet, Tendenz sinkend; in ganz Europa waren es rund 150 Millionen Tiere. Schweinernes futtern und trinken wir übrigens auch dann, wenn wir's vielleicht gar nicht wollen: Es steckt in Brot und Joghurt, Gummibärchen, Lakritze und Kaugummi und sogar in Bier und Wein. Andererseits: Den Schweinsbraten, das Kotelett, das Schnitzel und überhaupt all diese köstlichen Würste gäb's natürlich nicht ohne die Sau. Ihr zu Ehren sollten wir Schweinernes allerdings nur noch beim Metzger unseres Vertrauens erwerben.

Schweine, denen man menschlich begegnet, schmecken später übrigens auch besser.

**2 Fritten-Alarm.** Wer täglich aus der Fritteuse mampft, sollte sich schon mal auf ein verkürztes Leben einstellen. Das rauchende Frittenfett und die unvermeidbaren Geschmacksverbesserer (Ketchup, Majo) haben Einfluss auf unseren Body: Wir werden fett und fetter, das Herz wird schwach und schwächer, und hinter jeder Frittenbude lauert Diabetes. Dabei hat die Kartoffel, die Basis aller Fritten, eigentlich gar nichts Bedrohliches an sich: pflanzliches Eiweiß, Vitamine, Mineralstoffe, wenig Kalorien. Bis dann die Erdapfel-Stifte ins brodelnde Transfett tauchen, sich vollsaugen und sämtliche gesunden Nährstoffe ausschwitzen. Vor allem die knusprigsten Pommes, denen kein normaler Mensch sich verweigern kann, sind höchst verdächtig: Das herrliche Röstaroma und die knackige Bräune sind das Signal, dass an diesen Fritten unappetitliches (weil krebserzeugendes) Acrylamid klebt. Der Stoff wird bei der Produktion von Polymeren und Farbstoffen eingesetzt – in unserer Nahrung wird er »bei starker Erhitzung« vor allem in stärkehaltigen Lebensmitteln zu voller Blüte entfacht. Einen wahren Fritten-Junkie wird das natürlich nicht jucken. Der wird sich auf einen der zahllosen Internet-Sprüche stützen: »Egal, wie oft einem das Herz gebrochen wurde. Egal, wie oft man im Leben stürzt. Egal, wie sehr man hasst: Pommes schmecken immer geil.«

**3 Die Notlandung der Flugmango.** Ach, herrlich. Gestern geerntet – in Brasilien zum Beispiel oder in Indien – und heute schon auf unserem Frühstückstisch. Frischer kann man das Exoten-Obst selbst auf der südlichen Erdhalbkugel nicht genießen. Allerdings vergällen die Umweltschützer uns den Genuss: Die per Flugzeug transportierte Mango hat eine zehnmal so schlechte Umwelt-Bilanz wie ihre per Schiff herbeigeschafften Schwestern – beinahe 15.000 »Umweltbelastungspunkte« statt 1.433. Damit ist übrigens die Schiffs-Mango ähnlich umweltverträglich wie die heimischen Freiland-Erdbeeren (nur 1.802 Umweltbelastungs-

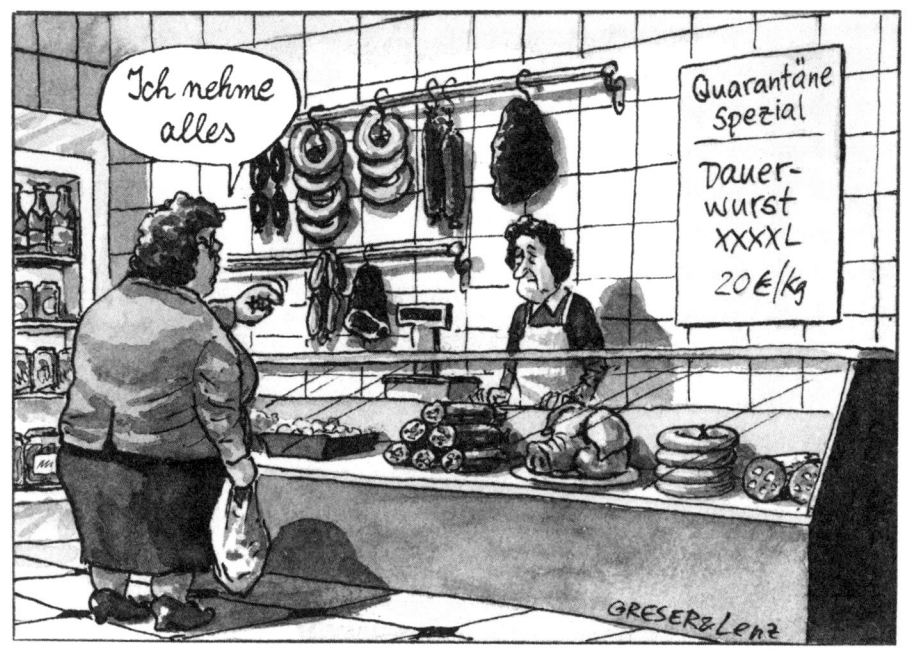

punkte). Schade, dass uns das »Götter-Obst« aufgrund seiner Herkunft madig gemacht wird. Es trieft vor Vitamin C, wird gern als Medikament verordnet (entzündungshemmend, herzstärkend, antiviral) und ist von unvergleichbarer erfrischender Süße. Noch vor wenigen Jahren, als exotisches Obst in vielen Haushalten ein Beleg unserer Weltläufigkeit war, lag die Mango sanft duftend neben ihren Obst-Kumpels, der weichen süßlichen Cherimoya, der stinkenden, aber eiscremeweichen und süßen Durian, der säuerlich-süßen Karambole (die man bei uns Sternfrucht nennt) oder auch der verführerischen, leicht säuerlichen Mangostane. Sie alle sollen jetzt, der Umwelt zuliebe, bleiben, wo der Pfeffer wächst – es sei denn, dank Klimawandel mufft die Cherimoya demnächst aus Nachbars Garten zu uns herüber. Und im Rheingau werden pakistanische Erntehelfer für die Mango-Plantagen gesucht. So lange konzentrieren wir uns einfach auf unser eigenes Obst: Äpfel, Birnen, Erdbeeren, Kirschen. Und auf die zuckersüßen Stachelbeeren...

**4 Leise rieselt das Glutamat.** Ach, das waren noch Zeiten, als wir im China-Restaurant den Speisen mit silbrig glänzenden Glutamat-Flocken zu Leibe rückten. Alles wurde großzügig bestreut, die Zauberwürze stand in dem Ruf, selbst dem fadesten Tofugericht einen kräftigen Geschmacksschub zu verschaffen. Glutamat war bald in beinahe allen Küchen eine gern gesehene Hilfskraft, auch die Lebensmittelindustrie nutzte und nutzt den Stoff, um dem Geschmack wieder aufzuhelfen, der sich beim Kochen und Tiefgefrieren verflüchtigt hat. In Tütensuppen, Hefeextrakten, Fertigpizzen und Brühwürfeln findet sich Glutamat häufig immer noch, obwohl das Allheilmittel für armselige Kochkunst vor allem in Europa in Verruf geraten ist. Dabei sind zum Beispiel auch der herzhafte französische Roquefort und der in der Pastaküche unverzichtbare italienische Parmesan bis unter die Käserinde fett mit Glutamat. Macht Glutamat also wirklich krank? Das Bundesinstitut für Risikobewertung befindet daher, »bei einzelnen Personen« könnten nach dem Verzehr »Überempfindlichkeitsreaktionen« auftreten. Die »Deutsche Gesellschaft für Ernährung« urteilt: »Bei normaler Ernährung ... ist bei gesunden Menschen kein schädigender Einfluss zu erwarten.« Und was ist dran am »Chinarestaurant-Syndrom«? 1968 beschrieb ein gewisser Dr. Robert Ho Man Kwok in einem Brief an das »New England Journal of Medicine«, er werde regelmäßig nach dem Besuch von China-Restaurants von Taubheit in der Mundhöhle, Juckreiz, Hitzewallungen, Gesichtsmuskelstarre und ähnlichen Symptomen befallen. Schnell wurde Glutamat als Wurzel des Übels ermittelt, überall, wo es China-Restaurants gab in der westlichen Welt, wurde Alarm geschlagen – plötzlich wurden bereits an den Eingangstüren Schilder aufgehängt: »Alle Speisen garantiert ohne Geschmacksverstärker.« Aber das Syndrom des Dr. Kwok konnte in keiner Studie ermittelt werden. Der populäre New Yorker Spitzenkoch Anthony Bourdain hatte denn auch einen gänzlich anderen Verdacht: »Wissen Sie, wovon das Chinarestaurant-Syndrom ausgelöst wird? Rassismus!«

**5 Weizenmehl ist baba.** Baguette macht blöd, spricht der Franzosenhasser. Beweise für die These gibt's natürlich nicht – aber der Grundstoff des Pane Francese (wie vieler deutscher Brot- und Brötchensorten) steht am Pranger. Weizenmehl, heißt es, mache krank, und wie: Alzheimer, Depressionen, Schlafstörungen, Krebs- und Herz-Kreislauf-Erkrankungen sollen durch das weiße Pulver gefördert werden. Ist das Universalmehl, aus dem die meisten Kuchen, Kekse, Brote und Brötchen gebacken werden, die in Deutschland auf den Tisch kommen, also eine Gefahr für uns? Eigentlich nicht, sagt die Ernährungswissenschaft – es sei denn, wir leiden an einer Gluten-Unverträglichkeit (Zöliakie). Dann allerdings kann jeder Biss ins Brötchen einen Schock auslösen. Und wie ist es dann mit der häufig empfohlenen Alternative, dem Dinkelmehl? Finger weg! In Dinkel, dem gerade neu entdeckten Ur-Getreide, steckt sogar mehr Gliadin und Glutenin als im verrufenen Weizenmehl. In Deutschland, übrigens, leidet einer von 100 Menschen an Gluten-Unverträglichkeit. Alle übrigen können diesen kleinen Text vernachlässigen.

**6 Muttis schwitzende Küche.** Ist schon lange her, da wurden Schwiegertöchter auch danach bewertet, ob sie kochen konnten wie Mutti. Heute wollen sie gar nicht mehr (falls sie können). Denn Muttis Küche wurde beherrscht von Mehlschwitzen und zu Brei gekochtem Gemüse. Da dreht sich den neuzeitlichen Feinschmeckern der Magen um! Andererseits: Hat's uns etwa nicht geschmeckt? Zwar wurden aus Gemüse und Fleisch sämtliche heute für wertvoll erachtete Inhaltsstoffe systematisch herausgekocht – dafür kamen freilich fuderweise Sattmacher zum Einsatz, die dem Nutznießer von Muttis Kochkünsten ein überirdisches Gefühl von Übersättigung zuteilwerden ließen. Ohne die Dreifaltigkeit der Geschmacksbomben-Cuisine (Butter, Sahne, Eier) kam nichts auf den Tisch. Und wie war das noch mal mit der Mehlschwitze? Man nehme: Weizenmehl, Butter, Schneebesen, einen Topf. Butter zerlassen und das anfangs klumpige Mehl so lange mit dem Schneebesen ins flüssige Fett peitschen, bis es nicht mehr Papp sagt. Man mische so viel Geschwitztes in eine gleichfalls selbsterzeugte dünne Fleisch- oder Gemüsebrühe, bis sie sich in eine Soße (sag niemals: Sauce) von Babybrei-artiger Konsistenz verwandelt. Märchenhaft, gell?

# 7 Innereien – Hundefutter oder Haute Cuisine?

Die Ansichten schwanken zwischen abgrundtiefem Ekel und freudiger Erregung, wenn es um Herz, Leber, Niere, Zunge, Magen, Bries, Kutteln, Hirn, Euter und Lunge geht, mancherorts auch um Hoden. Völlig unten durch sind die essbaren inneren Organe von Schlachttieren im Land der begrenzten Genussmöglichkeiten. Als in den Vereinigten Staaten im Frühjahr 1973 die Lebensmittelpreise durch die Decke schossen und die Regierung empfahl, Niere, Herz oder Magen auf den Tisch zu bringen, weil sie preiswerter und genauso nahrhaft seien wie Hamburger, schrieb der Anthropologe Marshall Sahlins, dieser Vorschlag habe »Marie-Antoinette geradezu als Musterbeispiel menschlichen Mitgefühls erscheinen« lassen. Warum dreht es manchen Leuten allein schon beim Gedanken an ein Beuschel, ein Ragout aus Kalbslunge und Kalbsherz, den Magen um? Immerhin zählt diese Leckerei in Österreich traditionell zur Hausmannskost. Es muss ja kein Fuchslungenmus sein wie in einem Rezept von 1566. Im Münchner Traditions-Bräuhaus Schneider steht »Münchner Voressen aus Kalbslunge, Kutteln und Kalbsbries« für 13,90 Euro auf der Karte – und die Stammgäste erfreuen sich offenbar bester Gesundheit, denn 77-Jährige haben ein Weißbier frei – Voraussetzung: Sie sind in Begleitung ihrer Eltern da. Innereien galten lange als Arme-Leute-Essen – »Kaldaunenschlucker« nannte man im Mittelalter Studenten, die Kutteln aßen, weil sie sich nichts anderes leisten konnten. Heute bilden sich Pfützchen unter den Zungen von Frequent Travellers, wenn sie an »Tripes à la mode de Caen« oder an »Trippa alla Romana« denken. Auswärts tönt's eben vornehmer, klingt nicht »Cervelles au beurre noir« erlesener als »Gebackenes Hirn«? Wir erinnern uns jedenfalls an den wohligen Schauer, der uns bis in die Eingeweide fuhr, wenn wir der Mutter zuschauten, wie sie Kalbshirn in warmem Wasser enthäutete, es dann in Ei, Mehl und Semmelbröseln panierte und ausbuk. Da kamen wir uns nicht wie arme Schlucker vor, sondern wie Könige – okayokayokay, das war vor BSE. Diese Seuche ist allerdings unter Kontrolle, nach Informationen des Robert Koch-Instituts ist in Deutschland bislang noch niemand daran erkrankt.

**8 Knochenmark macht stark.** Warum hieß die D-Mark Mark? Genau, weil sie stark war, sonst hätte sie ja Lira geheißen. Und nein, Markknochen machen kein BSE. Kalbshaxen oder Ossobucco können Sie unbesorgt essen, denn das Mark von Röhrenknochen enthält keine BSE auslösenden Proteine; die stecken nur im Rückenmark von Schlachttieren, und deren Verkauf ist in der EU seit Oktober 2000 verboten. Trotzdem sind Markknochen in Verruf geraten, dabei enthalten sie wertvolle Inhaltsstoffe, und unter dem Namen »Bone Broth« ist Knochenbrühe zu einem Kultgetränk avanciert. Dass sie gegen Entzündungen hilft, halten Ernährungswissenschaftler immerhin für möglich. Außerdem kam Knochenmark schon in der heute wieder so geschätzten Paläo-Ernährung auf den Tisch, was man deswegen weiß, weil Tierknochen aus der Steinzeit, die Forscher bei Grabungen fanden, häufig zertrümmert und ausgekratzt waren. Zugegeben, Mark sieht ein bisschen aus wie Glibberspaß, aber das bemerkt nur, wer es quasi direkt aus dem Knochen auf geröstetem Brot isst. Weil es in Wirtshäusern so gut wie nicht mehr angeboten wird, erwähnen wir dankbar, dass es im Frankfurter Bistro »Mon Amie Maxi« als »Os à moelle, Gratiniertes Knochenmark mit Röstbrot und Meersalz« für 21,90 Euro auf der Karte steht. Verarbeitet in Markklößchen sieht man ohnehin nicht mehr, wie es naturbelassen aussieht, auch in einem »Risotto alla Milanese« oder einer »Sauce Bordelaise« macht es sich unsichtbar, gehört aber hinein. Knochenmark ist übrigens nicht zu verwechseln mit Tomatenmark.

**9** »**C-a-f-f-e-e, trink nicht so viel Ca-ha-haf-fee**, nicht für Kinder ist der Türkentrank / schwächt die Nerven / macht dich blass und krank. / Sei doch kein Muselmann / der ihn nicht lassen kann!« Wir drucken den Text dieses sogenannten Kinderliedes in voller Länge ab, um seine rassistische Niedertracht und seine kaffeefeindliche Hetze mit aller Entschiedenheit zu geißeln. Ach so, Sie trällern das Lied gelegentlich auch? Pfui, schämen Sie sich was! Doch jetzt regen wir uns wieder ab, schließlich haben wir gerade koffeinfreien Kaffee getrunken. Melodie und Text stammen von Carl Gottlieb Hering (1766 bis 1853), der offenbar ein prinzipienloser

Opportunist war, dichtete er doch auch ein »Loblied auf den Kaffee für Frauenzimmer« (»Kaffeechen, du himmlischer Trank«). Medizinisch gesehen, zählt Kaffee zu den Genussmitteln, die mal als Super-Food und mal als Sargnagel gelten. Im Moment hat er eine Hausse, wie der Börsianer sagt. Die »Apotheken Umschau«, unser Leib- und Magen-Blatt, widmete dem Trank aus dem Morgenland im Februar-Heft 2023 eine Titelstory. Fazit: Bei Gesunden sei gegen bis zu vier Tassen Kaffee am Tag nichts einzuwenden. Und es kommt noch besser: »Wer Kaffee trinkt, lebt statistisch gesehen länger.« Trotzdem werden wir den Eindruck nicht los, dass dem Kaffee immer mehr das Wasser abgegraben wird. Die den Veganismus propagierende Internet-Plattform »Zentrum der Gesundheit« bietet ein ganzes Gruselkabinett auf: Koffein sei die meistgenutzte Droge der Welt. Sie täusche dem Körper Stress vor, steigere die Herzfrequenz (bewirkt Verliebtsein auch), führe zu Erschöpfung und Angstzuständen und letztlich zu einer chronischen Koffein-Vergiftung. Jetzt wissen wir auch, warum die so auf Achtsamkeit bedachten, immer mit leiser, ja fast leidender Stimme redenden, auf die Gender-Sprache bestehenden Zeitgenossen lieber grünen Tee trinken als einen ordentlichen Ristretto. Nur: Wenn Sencha oder Matcha, die geschmacklich nach unserem Eindruck hart am Rand von Spülwasser segeln, so viel gesünder sind, warum sehen dann viele ihrer Apologeten so blutarm aus? Aber wir wollen nicht wieder ins Eifern verfallen, als hätten wir unsere Herzfrequenz gerade mit einem Espresso Doppio hochgejagt. Als Vorschlag zur Güte haben wir stattdessen einen Gassenhauer zu einer Hymne arrangiert: »Olé-olé-olé / komm zu den Guten / trink grünen Tee!«

**10 Pop-Ikone.** Die Filmtheorie hat eine bedenkliche Lücke: Sie beschäftigt sich nur mit Filmen. Ins Kino gehen viele aber nicht nur, um sich Blockbuster anzuschauen, sondern auch, um zu essen und zu trinken. Der Schweizer Filmwissenschaftler Vinzenz Hediger hat dieses Manko luzide erkannt und benannt. Er schreibt, die Filmtheorie tue so, »als wären Kinobesucher nur Schauer und Hörer, als hätten sie keinen vollständigen Körper, keine Zähne, Speiseröhren oder Mägen, von den Gedärmen ganz zu schweigen«.

In einem Aufsatz mit dem Titel »Das Popcorn-Essen als Vervollständigungshandlung der synästhetischen Erfahrung des Kinos« attestiert Hediger der Filmtheorie deshalb eine »restorganblinde Fixierung auf Gesichts- und Gehörsinn der Kinozuschauer«. Als Vervollständigungshandlung müssen wir jetzt erwähnen, wie und warum das Popcorn in die Kinos kam: Es war wohl in den 30er Jahren, als während der Großen Depression in Amerika das Geschäft mit den Eintrittskarten zurückging und der Verkauf von Popcorn etwas mehr Geld in die Kinokasse brachte. Aber warum Popcorn und zum Beispiel nicht getrocknete Apfelscheiben? Wären die nicht gesünder? Tatsächlich ist Popcorn in Verruf gekommen: zu fett, zu süß, zu salzig und das künstliche Butteraroma Diacetyl in Mikrowellen-Popcorn kann zu einer sogenannten Popcorn-Lunge (Bronchiolitis obliterans) führen. Im Jahr 2007 wurde die Erkrankung bei einem Amerikaner festgestellt, der regelmäßig zwei Tüten Mikrowellen-Popcorn am Tag verdrückte. Wer so etwas macht, hat allerdings vermutlich nicht nur Lunge, sondern auch einen an der Waffel. Selbst gemacht, ohne Zucker und Butter, ist Popcorn hingegen ein durchaus gesunder Snack, in dem zahlreiche Ballaststoffe und Antioxidantien stecken. Dazu braucht man nur Puffmaiskörner, wenig Pflanzenöl und einen Topf mit Deckel. Und dann: Lass poppen, Kumpel!

# Zu spät bremsen kann man immer noch

**Der moderne Radfahrer lässt sich von der Elektrik helfen. Aber was ist, wenn das Pedelec nicht mehr will?**

> Gib einem Menschen einen Fisch und er kann sich einen Tag ernähren. Lehre einen Menschen das Fischen und er kann sich sein Leben lang ernähren. Lehre einen Mann das Radfahren und er merkt, dass das Fischen ein langweiliger Zeitvertreib ist.
>
> *Desmond Tutu*

Was heißt »eiern« auf Französisch? Das hatte uns natürlich kein Lehrer beigebracht – jaja, von wegen »Nicht für die Schule, für das Leben lernen wir«! Dabei zählt »eiern« zum Basisvokabular von Radfahrern aller Nationen, doch wie kann man das Wort im Falle einer Velo-Havarie im Nachbarland umschreiben? »Ma bicyclette roule comme un oeuf«? Klingt wie der Pennäler-Kalauer »Oeuf, oeuf, que lac-je« (Ei, ei, was seh' ich?). Doch Rätselraten hilft an jenem Juli-Freitagnachmittag im Elsass ebenso wenig weiter wie der Google-Translator. Fest steht: Das Hinterrad des nagelneuen Elektrofahrrads eiert dermaßen, dass an Weiterfahren nicht zu denken ist. Alles haben wir versucht – die Last der beiden Satteltaschen neu justiert, alle erreichbaren Schrauben mit den Fingern festgezogen, selbst die, die gar nicht locker waren. Als Schlaubergerei erweist sich der Versuch, das schlingernde Hinterrad durch höhere Geschwindigkeit quasi zu überlisten – die Spekulation, wenn das Rad so richtig auf Touren kommt, hört es auf zu schlingern, so wie ein Brummkreisel auch nur brummt, wenn er sich schnell genug dreht, stellt sich als physikalischer Trugschluss heraus. Das Hinterrad, an dem der Elektroantrieb sitzt, auszubauen sehen wir uns mit zwei linken Händen außerstande.

Also schieben wir das Velo mit hängenden Ohren in den Ort Bantzenheim. Der ist nicht gerade die Perle des Elsass, aber »Was wolle makke?«, wie die Großtante vom Gardasee zu sagen pflegt. Die beiden ersten Passantinnen, denen wir begegnen, machen jede Hoffnung auf Fortsetzung der Radtour von Basel zur Badischen Bergstraße zunichte. Eine Reparaturwerkstatt gebe es in Rixheim, 15 Kilometer entfernt, »aber es ist Freitagnachmittag, Monsieur«. Tatsächlich endet ein Telefonanruf auf der Mailbox. Ebenfalls im Sande des Sundgaus verläuft das Gespräch mit einem Gebrauchtwagen-Mechaniker. Mit Fahrrädern kenne er sich nicht aus, schon gar nicht mit elektrischen, und einen Transporter, mit dem er den Gestrandeten zur deutschen Grenze bringen könne, habe er auch nicht. Wir wollen dem leicht mürrischen Mécanicien nicht Unrecht tun, aber ein bisschen Vergeltung für Verdun klang schon durch. Immerhin lässt er sich zu dem Hinweis herab, im Ort gebe es einen Bahnhof, von dort führen Züge nach Deutschland.

Bevor wir den Weg zur Rue de la Gare einschlagen, holen wir uns Rat bei Wikipedia, und siehe da: »Auf der Strecke Müllheim–Mulhouse verkehren seit dem 9. Dezember 2012 täglich bis zu sieben Verbindungen, wobei mindestens ein Zugpaar als Interregio-Express direkt bis Freiburg (Breisgau) Hbf. geführt wird. Zum Einsatz kommen französische X73900, welche neben den beiden Endpunkten auch in Neuenburg und Bantzenheim einen planmäßigen Halt einlegen.« Doch die Hoffnung auf Repatriierung vermittels des französischen X73900 zerbricht schnell. »Wegen Gleisbauarbeiten bis auf weiteres kein Zugverkehr« steht auf einem Aushang am Bahnhof, es fahre aber ein Bus. Der kommt und bringt die nächste Enttäuschung, denn er ist auf die Mitnahme von Fahrrädern nicht eingerichtet.

Bis dahin war die Radtour auf dem elsässischen Abschnitt der Eurovelo-Route 15, die den Rhein von seiner Quelle in Graubünden bis zur Mündung in die Nordsee begleitet, das reine Plaisir gewesen. Gut ausgebaut und tadellos ausgeschildert führt die Strecke von Basel entlang des Canal de Huningue, durch die Petite Camargue Alsacienne, vorbei an einer von Le Corbusier entworfenen Schleuse und hinter Kembs durch Felder und Dörfer. Das Velo schnurrte, nur gelegentlich schalteten wir den Elektromotor zu, um etwas Strecke zu machen, denn bis nach Neuf-Brisach lagen gut 60 Kilometer vor uns. Die waren sozusagen als Aufwärmübung gedacht, die folgenden Tagesetappen über Straßburg, Germersheim, Speyer und Mannheim sollten jeweils um die 80 Kilometer messen, was aber einen durchschnittlich trainierten Endsechziger mit fabrikneuer Hüfte und einem Pedelec mit geradeaus laufendem Hinterrad nicht über die Schmerzgrenze hinausführt.

Überhaupt erwies sich die Anschaffung des Pedelecs als Glücksfall. Zwar hatte das Beratungsgespräch kundenseitig etwas verdruckst begonnen – »Man wird ja nicht jünger und muss den Tatsachen ins Auge blicken...« und so –, doch der einfühlsame Verkäufer erstickte die falsche Verlegenheit im Keim: »Machen Sie sich doch keinen Kopf, wir haben hier viele Jugendliche, die E-Bikes kaufen.« Tatsächlich kennt der Absatz von Elektrofahrrädern seit Jahren nur die Richtung der Tour-de-France-Etappe zum Mont Ventoux: steil nach oben. In Deutschland wurden im Jahr 2022 laut Statista 2,2 Millionen elektrifizierte Velos verkauft, zehn Prozent mehr als im ebenfalls schon absatzstarken Jahr zuvor. Damit war fast jedes zweite gekaufte Neufahrrad ein sogenanntes Pedelec. »Dank der meist teureren E-Bikes sowie einem Trend zu hochwertigeren Fahrrädern hat sich der Umsatz der Branche in den letzten 10 Jahren fast vervierfacht und lag 2022 bei 7,36 Milliarden Euro«, frohlockt der Zweirad-Industrie-Verband ZIV. Der Durchschnittspreis eines E-Bikes lag 2022 bei 2800 Euro – wie sagte ein unbekannter Zeitgenosse doch so richtig: »Geld alleine macht nicht glücklich. Du musst dir davon ein Fahrrad kaufen.«

Doch was ist ein E-Bike und was ein Pedelec (Pedal Electric Cycle)? In der Praxis gehen die Begriffe durcheinander, der ADAC klärt auf: »Bei einem Pedelec handelt es sich um ein sogenanntes unterstützendes Elektrofahrrad. Dieses wird weder ausschließlich durch Muskelkraft noch ausschließlich maschinell angetrieben, sondern ist eine Kombination beider Antriebsarten. Tritt der Fahrende in die Pedale, wird er vom eingebauten Motor unterstützt.« Damit ist klar, dass ein Pedelec kein Moped ist, das von alleine fährt, sondern Beinarbeit des Pedaleurs verlangt: Wenn der Fahrende nicht mehr strampelt, ist er am Fahrtende. Das unterscheidet das Pedelec vom E-Bike, bisweilen auch S-Pedelec genannt, das der ADAC so definiert: »Mit diesen Bikes kann allein durch den elektrischen Motor (ohne Tretunterstützung) die Geschwindigkeit von bis zu 25 km/h erreicht werden. In der Regel handelt es sich bei diesen E-Bikes rechtlich um Mofas.«

Als schnellstes Elektro-Bike der Welt gilt das Blacktrail. Das wuchtige Fahrrad aus Karbonfasern schafft eine Höchstgeschwindigkeit von 100 Kilometern pro Stunde und erreicht seine Spitzengeschwindigkeit ebenso rasch wie ein Porsche 911 – in fünf Sekunden. Der Preis, den der Regensburger Hersteller aufruft, kann sich gleichfalls sehen lassen: 100.000 Euro. Man braucht allerdings einen Motorrad-Führerschein für das Fahrrad.

Zugenommen hat freilich nicht nur der Absatz der elektrifizierten Drahtesel, sondern auch die Zahl schwerer Unfälle mit ihnen. 2021 ließen 137 Pedelec-Fahrer ihr Leben. »Jeder dritte Radverkehrstote ist inzwischen ein Pedelec-Fahrer«, sagt der Unfallforscher Siegfried Brockmann vom Gesamtverband der Deutschen Versicherungswirtschaft (GDV). Und Wolfram Hell vom Münchner Institut für Rechtsmedizin rechnet vor: »Das Verletzungsrisiko ist bei Menschen über 60 vier Mal höher als bei 20-Jährigen, vor allem für schwere Frakturen des Oberschenkelhalses, der Speiche im Bereich des Handgelenks oder der Rippen.« Dabei verunglücken auffallend viele Elektro-Radler gar nicht beim Zusammenstoß mit einem Auto, sondern von ganz allein.

Dem »Spiegel« nannte Brockmann zwei mögliche Gründe für die hohe Unfallrate: Einerseits steige die Zahl der Elektro-Räder Jahr für Jahr, zweitens seien Pedelec-Fahrer im Schnitt älter. Ohne elektrische Unterstützung würden viele langsamer fahren oder gar nicht aufs Rad steigen. Mit einem Motor hingegen verfallen sie unversehens der Raserei und übersehen, dass die Maxime des früheren Radrennfahrers Claudio Chiappucci, »Zu spät bremsen, kann man immer noch«, halt nur für einen Könner wie ihn gilt, nicht aber für einen Hobby-Pedaleur mit Übergewicht. Und was passiert, wenn es weich auf hart kommt – sprich Fleisch auf Asphalt –, kann man sich leicht ausmalen. Zudem hinterlässt das Alter auch im Fahrradsattel seine

Spuren – Reaktionsschnelligkeit, Gleichgewichtssinn und Sehschärfe lassen nach, das Draufgängertum vielleicht nicht. Tückisch ist laut Brockmann auch, dass E-Räder schwerer sind als normale Räder: »Tempo und Gewicht, das sind die entscheidenden Faktoren.« Da fällt uns die Episode unseres Physiklehrers ein, den es mit dem Fahrrad aus der Kurve trug und der beim Sturz in den Straßengraben noch an die Formel »Kraft ist Masse mal Geschwindigkeit« dachte.

In bester Präventionsabsicht bietet die Deutsche Verkehrswacht deswegen Kurse und Broschüren für »Ältere Verkehrsteilnehmende« an, in denen demonstriert wird, warum sich ein Pedelec von einem Hollandrad so unterscheidet wie ein Blitz von einem Glühwürmchen, um mit Mark Twain zu sprechen. Lektion 1: »Aufsteigen und Anfahren: Stellen Sie sich mit beiden Beinen über den Rahmen. Ein Pedal steht am besten auf 2-Uhr-Stellung. Fahren Sie vorsichtig los und seien Sie bremsbereit, denn die Steuerelektronik des Pedelecs kann den Druck auf das Pedal als Beschleunigungswunsch interpretieren.« Lektion 2: »Anhalten und Absteigen: Beim Anhalten verlagern Sie Ihr Gewicht auf den Fuß, der auf dem unten stehenden Pedal ist. Erst, wenn Ihr Pedelec weitgehend steht, setzen Sie den anderen Fuß auf den Boden. Nicht abspringen!« Aber was machen die älteren Verkehrsteilnehmenden? Schlagen den guten Rat in den Fahrtwind. Ein Pedelec-Präventionskurs der Volkshochschule Badische Bergstraße kam im April 2023 nicht zustande, weil D der einzige Sichangemeldethabende war. Die geschätzten Mitradelnden handeln offenbar lieber nach dem Ausruf von Karussellbetreibenden auf der Kerb: »Das ist Tempo, das ist Geschwindigkeit!«

Doch jetzt mal ganz ehrlich: Wozu braucht es überhaupt elektrifizierte Fahrräder? Liegt der Sinn des Radfahrens nicht gerade in der Fortbewegung mit eigener Muskelkraft, gerne auch bergauf? Die Frage ist freilich ungefähr so schlau wie der Hinweis, ein motorgetriebener Küchen-Quirl sei neumodischer Kokolores, man könne Schlagsahne doch auch mit der Kraft des Unterarms und einem Schneebesen herstellen. Klar, man kann einen fußballplatzgroßen Acker auch von Hand umgraben. Natürlich wird die Grundsatzdiskussion auch im Internet geführt, und wie immer im Netz liegen Sinn und Wahnsinn so dicht beieinander wie das linke Ohr eines Radfahrers und der rechte Außenspiegel eines Vierzigtonners auf einer Bundesstraße ohne Radweg.

Im Forum frag-mutti.de erkundigt sich ein Nutzer namens DrFrank: »Hallo, wer von euch hat schon Erfahrungen mit einem Elektrofahrrad gemacht? Sind die wirklich so leistungsfähig, wie das immer beschrieben wird?« Heiabutzi antwortet: »Ich würde mir kein E-Bike kaufen, da dann für mich der Sinn des Radfahrens verloren ginge. Wenn ich radfahre, will ich mich bewegen und mich auspowern. Für ältere Menschen oder für Leute, die aus welchen Gründen auch immer gesundheitlich beeinträchtigt sind, mag es aber eine gute Alternative sein.« Und lukatz89 schreibt mäßig unfallfrei: »Ich muss sagen ich findet e-bikes eine sehr gute sache. Gerade für leute die nichtmehr so weiter Strecken mit dem Rad zurücklegen können ist es eine Möglickeit ohne Auto schnell wohin zu kommen.«

Danke, Heiabutzi, danke, lukatz89, dass ihr Pedelec-Fahrer offenbar für Mitmenschen an der Schwelle zum Siechtum haltet. Geht's noch? Bei euch sitzt wohl die Kette locker! Früher sagte man: »Wer sein Fahrrad liebt, der schiebt.« Heute gilt wohl: »Sind die besten Jahre weg, setz dich auf das Pedelec.« Oder: »Sind die Beine wie aus Teig, kauf dir ein Elektro-Bike.« Nein, wir brauchen eure als Verständnis getarnte Verachtung nicht, wir sind die modernen »Tollkühnen Pedaleure auf ihren flitzenden Kisten« in unseren besten Jahren, wir trotzen Berganstieg und Gegenwind, wir sind die Titanen der Radwege und Schotterpisten. Und wir machen uns Gedanken über unser Tun. Ein Thema, über das ihr, Heiabutzi und lukatz89, vermutlich noch nie nachgedacht habt, bringt daenny im pedelecforum.de präzise auf den Punkt:

»Hi, Ich plane mein ebike (gerade mit Oxydrive set, Bafang SWX02 CST Motor) umzubauen. Es fährt gut, aber ich will den großen Akku weg haben und etwas mehr Einstellungsfreiheit ist auch immer gut. Mein Plan ist 12s LiPo (2 *6s, 6600mAh oder 8000mAh in einer Satteltasche + spare pack für lange Touren), mit einem VESC zu verbinden und den über einen Forumscontroller ›Lite‹ zu steuern.

Mit Forumscontroller ›Lite‹ meine ich eigentlich nur einen Arduino Nano, ohne viel extra's, da der VESC schon viel Funktionalität übernehmen kann. Also mein Plan ist es den Arduino vom 5V output des VESC zu versorgen, und dann über UART mit dem VESC kommunizieren, d.h. Stromfluss, Voltage, etc wird vom VESC gemessen und geschickt, und der Arduino schickt natürlich Throttle/Speed output zurück. Als Accessories wollte ich ein Nokia display, Throttle mit 2-3 integrierten Tastern, Speed Sensor und PAS benutzen, evtl noch einen Brems Cutoff. Ich habe schon eine UART library für den Arduino und VESC gefunden und muss mir jetzt mal den Code vom Forumscontroller anschauen um zu gucken, wo und wie ich die Kommunikation einbaue.« Daenny, der sich in schöner Offenheit als »elektrotechnisch gesehen eher ein Laie« outet, schließt dann noch »ein paar Fragen bzw Unklarheiten« an, aber das Wichtigste ist eigentlich gesagt.

Dagegen sind Zeitgenossen wie unser Heiabutzi, der den Sinn des Radfahrens im stumpfsinnigen Treten sieht, geistig im 19. Jahrhundert stehengeblieben. Damals erfand der großherzoglich-badische Forstbeamte Freiherr Karl von Drais ein zweirädriges, einspuriges Gefährt mit einem gepolsterten Holzbalken, auf dem der Fahrer saß und sich mit den Beinen abstieß. Es handelte sich eher um eine Art Laufgestell mit lenkbarem Vorderrad, das gleichwohl Fußgängern und sogar der Postkutsche in puncto Geschwindigkeit überlegen war. In seiner Ausgabe vom 29. Juli 1817 berichtete das Badwochenblatt für die Großherzogliche Stadt Baden über Draisens Geniestreich: »Die Haupt-Idee der Erfindung ist von dem Schlittschuhfahren genommen und besteht in dem einfachen Gedanken, einen Sitz auf Rädern mit den Füßen fortzustoßen.« Mit dieser »Fahrmaschine ohne Pferd« sei der Freiherr, dieser Pfiffikus, »von Mannheim bis an das Schwetzinger Rebenhaus und zurück, also 4 Poststunden Wegs, in einer Stunde gefahren«. Drais, der sich 1818 seine Laufmaschine als »Vélocipède« patentieren ließ, war nicht nur ein Tüftler von Rang, sondern auch ein Mann aufrechter republikanischer Gesinnung: Während der Badischen Revolution von 1848/49 legt er seinen Adelstitel per Zeitungsanzeige nieder und nennt sich fortan Bürger Karl Drais. Er stirbt 1851 und erlebt nicht mehr, wie in den 60er Jahren der Franzose Pierre Michaux den Tretkurbelantrieb erfindet, 1885 der Engländer John Kemp Starley das Sicherheitsniederrad ersinnt und drei Jahre später John Boy Dunlop der Fahrradwelt den Luftreifen schenkt – und wie das Fahrrad zum »Gaudium der Jugend und Wunschtraum aller Angestellten« wird, wie eine Zeitung berichtet.

Auch Dichter und Denker entdecken die Faszination des Fahrrads. Theodor Herzl (1860 bis 1904) fand: »Die Fußgänger schleppen sich mit einer unverständlichen Langsamkeit und Trübsal dahin. Ein Tritt auf die Kurbel, und sie sind überholt, sie sind schon fern, schon klein. Es ist eine Poesie in der Hast.« Wie hätte der Cheftheoretiker des Zionismus erst geschwärmt, hätte er das Pedelec gekannt? Fast zärtlich formulierte Arthur Conan Doyle (1859 bis 1930): »Wenn du niedergeschlagen bist, wenn dir die Tage immer dunkler vorkommen, wenn dir die Arbeit nur noch monoton erscheint, wenn es dir fast sinnlos erscheint, überhaupt noch zu hoffen, dann setz dich einfach aufs Fahrrad, um die Straße herunterzujagen, ohne Gedanken an irgendetwas außer deinem wilden Ritt.« Henry Miller (1891 bis 1980), dem kein wilder Ritt und keine Obsession fremd waren, bekannte: »Ich nannte das Fahrrad meinen einzigen Freund. Wenn es möglich gewesen wäre, hätte ich vermutlich mit ihm geschlafen.« Seinem irischen Kollegen Flann O'Brien (1911 bis 1966) hingegen waren Menschen, die »verfahrradeln«, ebenso suspekt wie Fahrräder, die »vermenscheln«. In seinem zu Lebzeiten nicht veröffentlichtem Roman »Der dritte Polizist« von 1940 warnte er: »Wenn man es zu weit gedeihen lässt, dann ist das der Anfang vom Ende. Dann kommen die Fahrräder und verlangen das Wahlrecht, dann bekommen sie Sitze im Landtag und machen die Straßen noch schlechter, als sie ohnedies schon sind, um ihre weit gesteckten Ziele zu erreichen.«

Von Berufs wegen heroisch sah der Radrennfahrer Jean de Gribaldy (1922 bis 1987) die Sache: »Radfahren ist kein Spiel, Radfahren ist ein Sport. Hart, unnachgiebig und unerbittlich und man muss auf vieles verzichten. Man spielt Fußball oder Tennis oder Hockey. Aber man spielt nicht Radfahren.« Ja, das war noch vor Erfindung des Pedelecs, als Radfahrerbeine um »Gnade für die

Wade« (so der amerikanische Publizist Louis J. Halle Jr.) flehten, als der Puls raste, die Augen aus ihren Höhlen traten und die Lunge am Berg zu bersten drohte. Das Pedelec hingegen verleiht dem Pedaleur Flügel. Jetzt erst bekommt der Satz der Radsport-Legende Eddy Merckx Sinn: »Fahre so viel oder so wenig, so weit oder nicht so weit, wie du willst. Hauptsache, du fährst.« In der Vor-Pedelec-Zeit fuhren wir eben häufig nicht so weit, wie wir wollten, sondern gerade mal so weit, wie wir konnten. Erst das Pedelec hat das Radfahren von seinen Fesseln und Grenzen befreit, und doch bleibt es ganz bei sich, denn ohne zu treten kommt auch der Pedelec-Pedaleur nicht vom Fleck. Wie der Traktor den Bauern, die Waschmaschine die Frau und der Schraubverschluss den Weintrinker, so hat das Elektrorad den Menschen von der Fron stumpfsinniger Maloche befreit.

Es ist das Pedelec, das neue Horizonte eröffnet, und es war Egon Gelhard aus Zülpich, der Drais' Erfindung in die Moderne katapultierte, als er 1982 mit einer Studie aufhorchen ließ, dem Gelhard-E-Bike. Und wer hat's von der Theorie in die Praxis überführt? Genau, ein Schweizer: Michael Kutter gründete das Unternehmen Velocity (heute Dolphin E-Bikes), brachte von 1992 an Prototypen auf den Markt und ging 1995 zur Serienfertigung über. Heute gibt es so viele Pedelec- und E-Bike-Varianten wie Schottersteine auf dem Parenzana Radweg in Kroatien. Bei den Batterien ist der Lithium-Ionen-Akku Stand der Technik, er kann etwa 1.000 mal aufgeladen werden, bevor er schlappmacht. Wie weit eine Ladung trägt, hängt von der Kapazität des Akkus ab, aber auch davon, wie der Pedaleur ihn zwischen den Unterstützungsstufen Eco und Turbo fordert. Steigungen, Gegenwind, Geschwindigkeit, Beladung, Gewicht des Fahrers und Temperatur tun ein Übriges. Über den Daumen gepeilt, kommt man bei gemischter Fahrweise mit einer Akkuladung 50 bis 100 Kilometer weit.

Und wie ging unsere Havarie in Bantzenheim aus? Wandeln wir eine Erkenntnis des schottischen Comedians Billy Connolly ab, der sagte: »Die Ehe ist eine wunderbare Erfindung, aber das ist ein Fahrradflickzeugkasten auch.« Einen Werkzeugkasten hatten wir nicht dabei, wohl aber haben wir eine wunderbare Ehefrau. Sie setzte sich ins Auto und fuhr fast 300 Kilometer, um ihren liegengebliebenen Liebsten heimzuholen. Der heimische Fahrradhändler sah anderntags mit einem Blick, wo das Eiern herkam: Fast alle Speichen waren locker. Hätte man auch im Elsass richten lassen können, wenn es nicht Freitagnachmittag gewesen wäre. Und man hätte wissen müssen, was »Nippelspanner« auf Französisch heißt.

**Das Allerletzte**

# Halbstark

Zwei alte weiße Männer lassen sich tätowieren. Na und?

Manchmal denkt man: Die halbe Republik hat einen Stich. Überall begegnen uns Tätowierungen, mal winzig und versteckt, dann wieder großflächig und unübersehbar. Wie ist das, wenn man mit Tattoos rumläuft: Wird man dann bewundert? Gefürchtet? Blöd angeschaut? D und G haben es ausprobiert. Folgen Sie den älteren Herren in die wilde Welt der Tätowierungen. Zu Rockstars, Fußballern, Politikern, Verbrechern und braven Bürgern. Zu Arschgeweihen und anderen Absonderlichkeiten. Zu einem Arzt, der die Haut-Kunst wieder entfernt. Und zur Friseuse von Sissi, die verraten hat, wo die Kaiserin ihr zweites, streng geheimes Tattoo hatte.

> Halbstark, oh Baby Baby halbstark, oh Baby Baby halbstark. Halbstark nennt man sie, yeah, yeah, yeah, yeah!
> *Die Bremer Beat-Kapelle The Yankees sang 1965 die völlig sinnfreie Hymne auf die pubertierenden kraftmeierischen »Halbstarken«, denen vielleicht auch Tätowierte jeder Altersschicht gern nacheifern. Halb stark ist immerhin besser als gar keine Kraft.*

Frankfurt im Frühsommer. Am Hauptbahnhof ist alles wie immer – laut, hektisch und nicht wirklich sauber. Nur bei zwei Männern, die sich mit straffem Schritt ihren Weg durchs Feierabend-Gewühl bahnen, ist irgendwas neu. Hier und heute, denken sie jedenfalls, strahlen sie Kraft und Kampfesmut aus wie selten zuvor: Wehe, da stellt sich einer quer oder reicht, besser noch, gleich einen Antrag aufs Verprügeltwerden ein! Aber der Antrag wird nicht gestellt und die Reisenden sind zu eilig unterwegs, um sich querstellen zu wollen.

Das ist schon ein wenig ernüchternd für D und G. Stell dir vor, du bist stark wie Popeye, »die Comicfigur mit dem harten Schlag« – aber keiner merkt's. Nun ja, der spinatfressende Muskelwutz Popeye zeigte sein Warnsignal an alle, ein Tattoo in Form eines Ankers, hinreichend deutlich auf seinem aufgeblasenen Unterarm. Bei D und G hingegen sieht man nichts. Sie verbergen das, was sie innerlich so aufbaut, unter fetten Wetterjacken und Schals. Draußen vorm Haupteingang steht eine Gruppe Polizisten. Die harten Ordnungshüter vom vierten Revier nehmen gerade einen braungebrannten barfüßigen Herrn in Hausschlappen in Augenschein; unter seiner spärlichen Bekleidung kann der Mann wirklich nichts Gefährliches verstecken. Überhaupt scheinen die vier Uniformierten jeden zweiten Bahnhofsbesucher als verdächtig einzustufen; D und G hingegen werden von jeder Art Leibesvisitation verschont. Sehen sie wirklich so harmlos aus?

Links um die Ecke wird es noch ein wenig schmuddeliger. Der Wind spielt mit den Müllfetzen, an der Sandstein-Fassade des Bahnhofs rumort die größte Ratte, die die Main-Region zu bieten hat. Keine drei Meter weg sammeln sich abenteuerlich ausschauende Menschen, bei denen die polizeiliche Kontrolle so alltäglich ist wie der Staubsauger-Einsatz in bürgerlichen Haushalten. Zwei Männer starren D und G an. In ihren Augen blinkt keinerlei Furcht, stattdessen taxieren die Männer, ob D und G solvent genug sind, um ihnen mal rasch eins überzubraten. Hat denn hier niemand Respekt vor tätowierten weißen, alten Männern? D und G beschließen den geordneten Rückzug. Auf ins »7 Bello«, die wilde Pizzeria in der Niddastraße.

*** 

Warum haben sich D und G überhaupt tätowieren lassen? Offiziell behaupten sie, sie wollten mal das Lebensgefühl der jungen Menschen nachempfinden. In Wahrheit wollten sie vermutlich nur dazugehören zu dieser starken, selbstbewussten Gruppe, die nicht nur an Stränden und in Badeanstalten längst bildprägend geworden ist. Im Frühsommer 2017 ermittelte das Statistische Bundesamt, dass jeder vierte erwachsene Deutsche (24 Prozent) tätowiert sei. 21 weitere Prozent »denken darüber nach, sich tätowieren zu lassen«. Umfragen zum Tätowierungsstand der Republik werden mehrfach im Jahr der Öffentlichkeit zum Staunen präsentiert, manche mit durchaus divergierenden Erkenntnissen. Meistens gelten die Männer als weitaus tätowier-freudiger – in einer YouGov-Erhebung aus dem Jahr 2022 allerdings kamen unversehens die jungen Frauen ganz groß raus: In der Gruppe der weiblichen 25- bis 45-Jährigen sollen 40 Prozent tätowiert sein. Was wird den Menschen in die Haut gestochen? Alles! Vor allem natürlich Seemannskitsch wie Anker, Bootsruder, Fische. Tiere, Blumen, Ranken werden auch gern genommen. Fabelwesen, Comicfiguren, waffenstrotzende Ungetüme, Signets von fernen Stämmen und aus fremden Kulturen. Manche wollen ihren Leib zu einer eigenen Kunstform entwickeln und lassen auf Rücken, Brust, Bauch, Armen, Beinen, Füßen, Hintern und noch ganz anderen Körperteilen in langen, langen Sitzungen atemberaubende, aufeinander abgestimmte Tinten-Gemälde entstehen. Manche stolzieren wie menschliche Litfaßsäulen durchs Freigelände. Bei anderen ist der gesamte Körper ein einziges Wimmelbild, das das gesamte Leben des Tätowierten erzählt. Diese Art von menschlichem Spektakel hat eine eigene Künstler-Gilde hervorgebracht; der berühmteste seiner Zunft in Deutschland war Christian Warlich (1891 bis 1964), der »König der Tätowierer« in Deutschland. 50.000 Menschen soll der Mann aus St. Pauli während seiner Schaffensperiode unter der Nadel gehabt haben. An schnell zu stechenden Gebrauchsbildchen hatte Warlich kein Interesse, er benutzte anfangs Motive von Albrecht Dürer und Leonardo da Vinci als Bestandteile seiner Werke und entwickelte sich zunehmend zu einem sehr besonderen Körper-Künstler. Sein Vorlagenalbum werde in der Tattoo-Szene wie eine Art Reliquie betrachtet, schreibt Wikipedia.

Die meisten Gestochenen freilich haben es lieber trivial. Oder skurril. Die seltsamsten Designwünsche hat das Tattoo-Unternehmen Barber DTS im November 2022 bei einer Kundenbefragung ermittelt: Mancher wünscht sich einen Grabstein mit den Namen der

Schwiegereltern auf dem Oberarm. Während der Covid-Pandemie waren auch Klopapierrollen ein begehrtes Tattoo. Am abgefahrensten war das Tattoo eines Neurologen: Weil er im Fall eines Falles nicht wiederbelebt werden wollte, ließ er sich eine Patientenverfügung auf die Brust stechen.

***

Enrico Sauda, Gesellschaftskolumnist der »Frankfurter Neuen Presse«, marschiert mit D und G Richtung Niddastraße. Der kauzige Deutsch-Italiener kann sich beim Blick auf D und G das Lachen kaum verkneifen. Er fotografiert die beiden Männer und lässt seiner Neugierde freien Lauf.

Herr Sauda: »Ich verstehe nicht, warum Sie jetzt diese Tattoos tragen.«

G: »Wir wollten es einfach mal ausprobieren. Im Kern geht es um die Frage: Was unterscheidet die Jungen eigentlich von den Alten – abgesehen davon, dass man als Älterer schon viel mehr Krankheiten ausprobieren durfte als die Jüngeren. Die Jungen von heute haben einen Nachteil: Viele Alte wollen einfach nicht alt werden und führen ein – verglichen mit früheren Zeitaltern – ziemlich jugendliches Leben. Sie hören dieselbe Musik wie die Jungen, tragen dieselben Sonnenbrillen, dieselben Jeans, dieselben T-Shirts, treiben Sport wie die Jungen, bevölkern Kneipen und manchmal sogar Clubs wie die Jungen. Und die Alten sterben nicht unmittelbar nach der Rente, wie das früher üblich war...«

D: »Die Alten von heute nutzen alle medizinischen Möglichkeiten, die ihnen ein beschwerdefreies und langes Leben schenken. Und viele von ihnen haben ziemlich viel Geld.«

G: »Als wir jung waren, haben alte Menschen in Vorgärten oder auf Parkbänken gesessen und gewartet...«

D: »Keine Zähne im Mund. Beigefarbene oder graue Klamotten. Alles an ihnen war alt. Sie hatten sich aufgegeben.«

G: »Heute leben die Alten einfach weiter. Viele arbeiten, engagieren sich in Vereinen oder für soziale Projekte. Treffen sich und reden dummes Zeug – wie die Jungen. Abgesehen von ein paar Falten pflegen die Alten einen Lebensstil, der eigentlich den Jungen gehört. Was bleibt den Jungen da? Wie können sie zeigen: Wir wollen anders sein als ihr? Natürlich gibt es Fridays for Future, Klima-Kleber, Aktionsgruppen zur Durchsetzung von Minderheitenrechten und zur Durchsetzung von vernachlässigten Menschenrechten. Aber die Jugendlichen früherer Jahrzehnte hatten andere Möglichkeiten, sich von den Alten abzusetzen. Konnten zum Beispiel die Haare lang wachsen lassen. Erst Elvis und später die Rolling Stones hören (was von den Erwachsenen gern als ›Negermusik‹ bezeichnet wurde), diese anrüchigen Jeans oder Miniröcke oder Parkas oder bunte Hippie-Klamotten anziehen. Heute dagegen kann jeder alles tragen und hören. Das auffälligste Unterscheidungsmerkmal ist das Tattoo...«

***

7 Bello. Es ist noch zu früh für die After-Work-Horden, die bald diese angesagte Pizzeria im Frankfurter Bahnhofsviertel bevölkern werden: Nicht mal 18 Uhr. Wir setzen uns zum Gastwirt Mario, der sein italienisch überbackenes Deutsch pflegt wie sein berühmtestes Gericht: Tagliata – in zischendem Olivenöl gebratene Filetfetzen mit Pfefferkörnern und Rosmarin. Nur kurz blickt er von seinem Handy auf. »Hast du Tattoo?«, fragt er und zeigt sein leicht verblasstes Kunstwerk am rechten Unterarm, ein SSC-Neapel-Emblem. Sein neuer Kellner kommt neugierig vorbei und starrt G an. »Kommt der von der Tattoo-Messe?«, fragt er seinen Chef. Nee, sagt der, »ist nur Journalist«.

Arnd Festerling, Ex-Chefredakteur der »Frankfurter Rundschau« und jetzt Redaktionschef von Deutschland.de, betritt die Gaststube. Mit allen Anzeichen des Entsetzens betrachtet er die Tattoos von G – D hält sich noch bedeckt. »Habt ihr eine Wette verloren?«, fragt er. »Nee, gewonnen«, antwortet G. Festerling starrt noch mal kurz auf die Tattoos, dann flüchtet er in ein weniger anrüchiges Thema. »Ich war ja auch mal bei der FNP«, erzählt er, »drei Monate lang.« G starrt für einen Moment abwesend in die Pizzeria, in der die Lautstärke inzwischen dem Tonband die Arbeit erschwert.

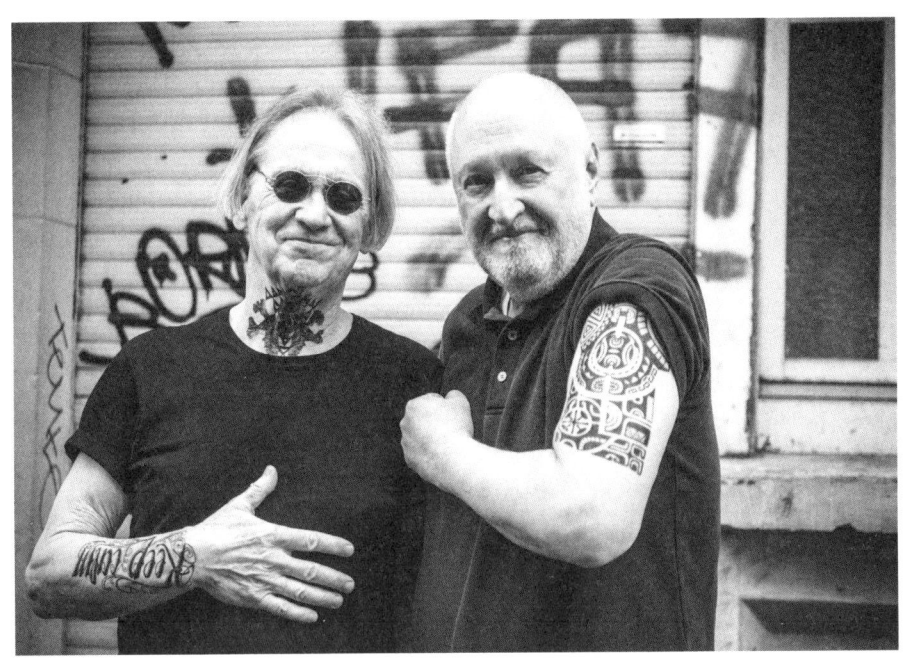

»Was?«, fragt er irgenwann unkonzentriert. »Haben dir die Tattoos die Ohren verklebt?«, fragt höhnisch Herr Festerling. »Oder das Hirn?« »Mag sein, ich höre schlecht, aber manche Sprüche verstehe ich schon«, brummt G und droht mal kurz mit seinem rechten Tattoo-Arm. Herr Festerling: »Wir zwei du, wir verstehen uns doch.«

G: »Geh weg, du Schleimer!«

Festerling knöpft sich D vor: »Wie kannst du dich jetzt in deinem bürgerlichen Outfit hierher trauen?« Wortlos streift D sein Poloshirt ab. Darunter: Ein T-Shirt, unter dessen linkem Ärmel der untere Teil eines Maori-Tattoos hervorblitzt. Und natürlich die Text-Botschaft auf dem rechten Unterarm: »Alter Falter«. D nutzt das Tattoo ungeniert, um für das neue Buch zu werben.

Herr Festerling, fassungslos: »Was habt ihr bloß gemacht? Und das geht nicht mehr ab, oder?«

D und G: »Nee, nie mehr.«

Herr Festerling: »Gibt's da noch mehr zu sehen?«

G: »Komm mal mit auf die Toilette.«

Herr Festerling: »Nein danke, kein Bedarf. Aber ich glaube, ich mach das auch. Krass! Sieht irgendwie gut aus. Cool. Wenn man bedenkt, dass ich mir altersgemäß heute eine Schilddrüsen-Untersuchung gegönnt habe, und ihr tretet hier tätowiert auf... Irgendwie macht einen das ja 15 Jahre jünger.«

G: »Bist du echt der Meinung, mein Kollege sieht dadurch jünger aus?«

Herr Festerling: »Jedenfalls jünger als du!«

D freut sich. G hört wieder nicht hin.

Kollege Boris Tomic betritt das 7 Bello und gibt erwartungsgemäß den Weltläufigen: »Buona Sera«, sagt er, und gleich danach: »Hör auf, hör auf, was ist hier los? Wo wart ihr denn schon wieder?« Und lacht verwirrt. »Tätowierte Millionäre«, ruft Herr Sauda gut gelaunt, aber in Unkenntnis der Vermögenssituation. Herr Tomic hat sogleich den Durchblick. »Wie lange hält das?«, fragt er. »Jahre«, antwortet Herr Festerling, »Jahre!« »Zehn Tage«, korrigiert ihn D. »Was habt ihr wieder ausgeheckt?«, will Herr Tomic wissen. Festerling informiert den Mann: »Die Kerle recherchieren für ihr neues Buch – Tätowier dich jünger.«

G will noch was wissen: »Hat von euch jemand Tattoos?« Allgemeines Kopfschütteln.

Herr Tomic: »Guck dir die Pizzabäcker an, die sind alle tätowiert. Alle Köche der Welt haben Tattoos.«

Herr Festerling: »Deshalb haben die auch so eifersüchtig auf die beiden geguckt. Fürchten um ihre Alleinstellung.«

Herr Tomic: »Wie habt ihr eure Tattoos aufgebracht?«

D: »Wie Abziehbilder. Funktioniert ganz einfach.«

Herr Festerling: »Hatte ich auch schon. Aus dem Kaugummiautomaten. Aber eure sind natürlich echter. Damit fühlt man sich doch bestimmt gleich ganz anders.«

D: »Man geht schon irgendwie breitbeiniger durch den Bahnhof.«

Herr Festerling: »So ein Gefühl hatte ich natürlich noch nicht. Wenn ich zum Beispiel Cowboystiefel anziehe, da fühle ich mich gleich völlig anders. Schon wegen der Absätze.«

Herr Tomic: »Je oller, je doller. Die beiden fühlen sich jetzt wie die Luden aus dem Bahnhofsviertel.«

Herr Festerling: »Ich glaube schon, dass einem normale Menschen Platz machen, wenn sie die Tattoos sehen. Ich habe ja gehört, dass Frau Merkel den höchsten Orden unseres Landes auch auftätowiert bekommen hat. Als Sparmaßnahme. Statt Schatulle mit Samt und Blech.«

***

»Wie wär's mal mit einem echten Tattoo?«, will Herr Sauda wissen, der selbst in der größten Gesprächsturbulenz immer ans Arbeiten denkt: »Haben Sie nie darüber nachgedacht, sich mal ein Tattoo stechen zu lassen?«

D: »Auf keinen Fall.«

G: »Never in my Life.«

Herr Sauda: »Und warum nicht?«

G: »Erstens verfüge ich über einen unglaublich schönen Körper...«

Alle lachen.

D: »Ein Tattoo ist schnell gestochen, aber dann bleibt man darauf sitzen. Zum Beispiel auf diesem Arschgeweih.«

Herr Sauda: »Was haben Ihre Frauen eigentlich gesagt?«

D: »Meine hat lange gemurrt: So kannst du nicht in die Öffentlichkeit gehen. Wir würden doch nur versuchen, wieder jugendlich zu sein. ›Peinlich, bei alten Männern!‹ Hat mir aber geholfen, die Klebe-Tattoos aufzutragen.«

Herr Sauda: »Sie haben ja sogar einen Totenkopf am Hals!«

G: »Ja, wenn nachher endlich das Essen auf den Tisch kommt, kaut der Totenschädel mit.«

Herr Sauda: »Mal abgesehen von den Tattoos – was gibt es eigentlich in Ihrem Leben, was Ihnen peinlich ist?«

G: »Das Schlimme ist, dass mir wirklich nichts peinlich ist.«

D: »Peinlich ist es schon manchmal, neben meinem Kollegen durch die Stadt zu gehen. Vor allem mit den Tattoos.«

G: »Er ist auch immer an der Hauswand entlanggeschlichen.«

***

Was es nicht alles gab in der Geschichte der Tätowierungen. Nach dem Mord an Orpheus, so beschrieb es der altgriechische Dichter Phanokles (sein Leben wird etwas wolkig auf die erste Hälfte des 3. Jahrhunderts vor Christus datiert), wurden Thrakerinnen zur Strafe mit einer Tätowierung gebrandmarkt, »damit sie, die schwärzlichen Punkte tragend am Leibe, hinfort dächten des grausenden Mordes«. In Oberägypten versetzten zwei gut erhaltene, über 5.300 Jahre alte Mumien jüngst ihre Entdecker in Aufregung, weil das Pärchen, das in jungem Alter gemeuchelt wurde, Tätowierungen an Schultern, Rücken und Armen trug. Kreuzritter ritzten sich ein lateinisches Kreuz in die Haut, damit sie nach dem Ableben ein christliches Begräbnis bekamen. Frühchristliche Sekten tätowierten sich als Zeichen der Zusammengehörigkeit; Neulinge mussten sich mancherorts ein fettes Tau auf die Stirn tätowieren lassen. Der südwestdeutsche Mystiker und Dominikanerpater Heinrich Seuse (1295 bis 1366) ließ sich den Namen Jesus auf die Brust tätowieren. Das verwundert schon, weil die Bibel in Sachen Tattoos eine deutliche Verfügung parat hat: »Ihr dürft euch nicht wegen eines Toten Einschnitte an eurem Leibe machen, noch dürft ihr euch Schriftzeichen einätzen. Ich bin der Herr.« (Bibel, 3. Mose 19,28)

Wie wird man sein Tattoo wieder los? Die Frage marterte bereits im 19. Jahrhundert Männer, die sich ihre Tattoos im Knast einstechen ließen. Ihr Pech: Nichts konnte der Polizei ein besseres Erkennungszeichen liefern als ein fettes Tattoo. Damals, lange vor der Erfindung des Datenschutzes, versuchten die »Verbrecher« ihre amtlich registrierten verräterischen Merkmale wieder loszuwerden. Mit Küchenmessern und Säuren stachen und ätzten sie die Bilder weg; das muss ziemlich wehgetan haben. Und hinterließ Narben, die sich wiederum auch für die Verbrecher-Karteien eigneten. Der Grazer Kriminologe Hans Gross (1847 bis 1915) ermittelte, wie die Ex-Knackis ihre Methoden zur Tattoo-Beseitigung verfeinerten: Die Tätowierung wurde mit einer Paste aus Salicylsäure und Glycerin gesalbt, drauf kam ein Kompressionsverband. Nach dreimaliger Wiederholung soll das Körperbild verschwunden sein. Natürlich nicht ganz spurenfrei.

Die erste Tattoo-Welle schwappte zwischen der Mitte des 19. Jahrhunderts und dem Ersten Weltkrieg über Europa. In seiner Diplomarbeit unter dem Titel »Als Verbrecher gezeichnet« schrieb Manuel Tischler 2019: »Man nahm an, dass ca. 20 Prozent der Gesamtbevölkerung tätowiert waren, und zwar fast nur jene Menschen, die sich der untersten bzw. unteren Bevölkerungsschicht zugehörig fühlten. Zu diesen Schichten zählten in der Regel auch jene Personen, welche sich nicht an ein Leben mit Regeln und Gesetzen halten konnten und somit meist den Weg in die Kriminalität einschlugen.« Einem besseren Image war auch nicht gerade förderlich, dass die meisten Tattoo-Untersuchungen damals in Strafanstalten durchgeführt wurden. Tätowiert waren vor allem Landstreicher, Bettler, Taschendiebe. Verbrecher aus höheren Kreisen hingegen ließen keine verräterische Tinte an ihren Körper. Der Kriminelle, fachsimpelten Psychiater wie der Italiener Cesare Lambroso trotzdem sinnfrei vor sich hin, sei »an nichts so sehr erkennbar, wie daran, dass er tätowiert sei«.

***

Für Jugendliche, sogar Kinder, ist der eigene Körper nichts, was man einfach so hinnimmt – sondern eine Spielfläche, die es aufregend zu gestalten und (hoffentlich) zu verschönern gilt. Amerika geht natürlich voran (alle Angaben aus dem Jahr 2008): Jedes zweite Mädchen im Alter von 13 oder 14 hat bereits mindestens eine Diät hinter sich, jede fünfte College-Studentin (zwischen 16 und 18 Jahren) hat sich schon eine Schönheitsoperation gegönnt, 60 Prozent aller Jugendlichen zwischen 16 und 24 können sich eine Schönheits-OP vorstellen. Die Deutsche Bundesanstalt für Ernährung und Landwirtschaft ermittelte in einer Untersuchung, dass auch in Deutschland jedes fünfte Kind zwischen neun und 14 später – wenn die Eltern keinen Einspruch mehr einlegen können

– eine Schönheits-OP in Angriff nehmen wolle. In den USA konsultieren inzwischen gar nicht mehr selten Mütter und Töchter gemeinsam die Schönheitschirurgie. Zu Weihnachten wird schon mal ein größerer Busen, zum College-Abschluss eine neue Nase beschert.

»Was treibt heute vor allem Jugendliche immer öfter in die Piercing Studios, um sich einer doch relativ schmerzhaften Prozedur zu unterziehen und Zunge, Lippen, Nase, Augenbrauen, Bauchnabel, Brustwarzen und nicht selten Genitalien durchbohren und ausgefallene, ethnische Symbole über das Steißbein, das Schulterblatt, Oberarme und Fußknöchel eingravieren zu lassen?«, fragte im September 2009 die Erziehungswissenschaftlerin Prof. Dr. Elisabeth Rohr, bis 2013 Professorin für Interkulturelle Erziehung an der Philipps-Universität Marburg. Und: »Was sagen diese Körperkünste aus über den Seelenzustand heutiger Jugendlicher, über ihre verborgenen Sehnsüchte, unerfüllten Wünsche, ganz allgemein über die Konflikte und Krisen der modernen Jugend und ihre Art der Bewältigung?« Die Professorin kommt zu einem erstaunlichen Schluss: Die kindliche Entwicklungsphase ist schuld. Die »dem eigenen Willen entzogenen körperlichen Veränderungsprozesse«, die auch die Heranwachsenden früherer Jahrhunderte geplagt haben, treiben die Kids von heute in die Tattoo-Studios, weil sie dort ihren Wünschen nach »Selbstvergewisserung« und »Selbstermächtigung« Ausdruck verleihen können »durch eine kultartig, rituell zelebrierte, symbolträchtige Ausgestaltung des Körpers...«. Piercings und Tattoos, urteilt die Professorin, seien »eine Rettungsstrategie, das aus den Fugen geratene adoleszente Körperbild und Körperselbst mitsamt seiner beängstigenden Triebhaftigkeit und Ausdehnung erneut zu fokussieren und ein diffus gewordenes Körpererleben zu konsolidieren«. Zu einem etwas weniger einfühlsamen Urteil kommt Ilona Kickbusch, Expertin der internationalen Gesundheitspolitik: »Der Körper wird nur noch als bloßes Material gesehen, als Instrument zur Selbstdarstellung. Es zählt nicht mehr die Persönlichkeit, sondern nur noch das Image, das man der Welt präsentiert, und hier immer mehr das Body-Image.«

Jetzt wissen wir, weshalb pubertierende Menschen so versessen sind, sich demonstrativ zu verändern. Und wie ist das bei den Oldies? Gibt es auch eine Alters-Pubertät?

\*\*\*

Dr. Ulrich Willi Ertelt kann sich über den Andrang bedürftiger Ladies nicht beklagen: In seiner Praxis in Heidelberg befreit er Patientinnen und manchmal auch Patienten von körperlichen Schönheitsfehlern, mit denen sich keine Frau gern in die Öffentlichkeit traut: Besenreiser. Krampfadern. Und Tätowierungen. Die müssen unbedingt weg, weil die einstigen Verzierungen jetzt als Unrat empfunden werden und ständig verkümmerte Erinnerungen zum Leben erwecken, die doch längst auf der Müllhalde der Vergangenheit verrotten sollen: verwelktes Design. Sprüche, über die man nicht mehr lachen kann. Eine vergessene Liebe.

»Krampfadern«, erzählt Herr Ertelt, »mache ich sehr gerne weg. Wenn du richtig operierst, haben die Patienten im besten Fall ihr Leben lang Ruhe.« Über sein Fach kann der Gefäßchirurg stundenlang mit ungebremster Begeisterung referieren, über Blutstau in den Gefäßen, über Lipödeme, über die Volkskrankheit Krampfadern. Aber wie ist das mit kosmetischen Eingriffen ohne medizinische Notwendigkeit – gibt es da nicht enorme Zuwachsraten?

Herr Ertelt: »Auf jeden Fall, sehr deutlich sogar. Vor allem durch diese verzerrte Internet-Bubble, in der man unglaublich viele Menschen zu sehen bekommt, die alle nicht echt sind – wir speichern aber ab: So muss man also aussehen. Dadurch entsteht ein Verständnis vom eigenen Körperbild, von sogenannten Störungen in diesem Bild, man bekommt ein vollkommen irreales Bild von Schönheit – auch bei Beinen. Natürlich kann man Beine ›verbessern‹, ›verschönern‹, aber man wird niemals das perfekte Bein haben, das uns in den Internet-Bildern vorgeführt wird. Da wird immer ein Leberfleck sein, eine kleine Vene, eine Hautschuppe. All das bekommen wir im Internet und in der Werbung natürlich nicht zu sehen, und deshalb ist auch der Anspruch an ein makelloses Aussehen immer größer. Und die Schönheitsindustrie bietet alles, was man angeblich dafür braucht. Früher hat ein Eingriff aus optischen Gründen so viel gekostet, dass allenfalls Schauspieler oder betuchte Menschen sich das leisten konnten. Heute fährst du in die Türkei, lässt dir die Haare verpflanzen, die Lippen machen, die Brüste vergrößern, das Gesäß richten und zahlst dafür nicht mehr Zehntausende von Euro, sondern vielleicht 5.000. Das können sich dann halt auch mehr Leute leisten.«

G: »In den USA gibt es längst keine Hemmschwelle mehr, die hier durchaus noch vorhanden ist. Man redet offen über Schönheits-OPs wie hierzulande über eine neue Hautcreme; es ist beinahe schon ein Gütesiegel, wenn man erzählen kann: Ich habe mir mal einen Eingriff gegönnt.«

Herr Ertelt: »Ja, und wenn man sich dem verweigert, fragen die Leute: Was ist denn mit der Frau los, die hat sich ja überhaupt nicht operieren lassen. Die läuft mit ihren Falten rum, dass die das nicht stört! Das ist halt eine Frage, wie die Gesellschaft tickt. Wenn man anstrebt, immer älter zu werden, ohne dass man das sieht ... Und die Zahl derer wächst, die den gesellschaftlichen Ansprüchen gerecht werden wollen, die ›mithalten‹ wollen. Wenn die sich im Spiegel anschauen und finden, dass sie zu alt aussehen, wo sie doch eigentlich jung aussehen sollten – das ist ein ziemlicher Druck, dem man sich selbst aussetzt und der in der Gesellschaft vorhanden ist.«

G: »Würdest du dich operieren lassen?«

Herr Ertelt: »Wenn da irgendwas an mir wäre, das ich irgendwie loswerden oder ändern will, würde ich das wahrscheinlich auch machen lassen.«

G: »Aber dich stört nichts an dir ...«

Herr Ertelt: »So ist es. Aber ich würde nichts machen lassen, was nur für relativ kurze Zeit funktioniert. Und ich würde mich sehr gründlich über die Risiken informieren – anders, als manche Jugendliche, die sich alles Mögliche implantieren, tätowieren oder botoxen lassen und sich nicht darum scheren, was daraus in fünf, zehn oder 20 Jahren wird. Schönheitsoperationen wirken ja meistens nicht für immer. Irgendwann wird's vielleicht sogar schlimmer, als wenn man's in Ruhe gelassen hätte. Man entwickelt da schnell eine Abhängigkeit von seinem Schönheitschirurgen, auf die hätte ich ganz sicher keinen Bock.«

G: »Tätowieren dient ja eigentlich auch der Selbstoptimierung. Manchmal kommt halt das Gegenteil dabei raus.«
Herr Ertelt: »Früher hat man sein Auto optimiert, jetzt ist der eigene Körper dran. Da werden Weisheiten oder Künstlerisches aufgebracht; es gibt auch keine große Hürde mehr, wenn man sich tätowieren lassen will. Diese Buden gibt es an jeder Straßenecke, und es ist auch nicht besonders kompliziert, wenn man Tätowierer werden will. Es ist schnell verfügbar und wird immer billiger und ist fast schon eine Art Volkssport. Das ist seltsam, weil die Tattoos in Lebensphasen entstehen, in denen die meisten der Tattoo-Kunden noch gar nicht wissen können, wie ihr Leben sich entwickelt. Solch ein Bild auf dem Körper bleibt aber sehr lange.«
   G: »Da steht dann jahrelang: Ich liebe Helga!«
   Herr Ertelt: »Ja, die Helga und sonst irgendwelche Namen, die im Leben längst keine Rolle mehr spielen.«
   G: »Wie kam es, dass du heute auch Tattoos entfernst?«
   Herr Ertelt: »Erstens: Die Lasermedizin hat in den vergangenen Jahren deutlich zugenommen und wurde auch in meiner Praxis bei der Gefäßchirurgie eingesetzt. Auch Besenreiser, die sich wie kleine Spinnennetze über die Haut ziehen, kann man beispielsweise mit Laser verschließen. Aber der Laser kann sehr viel mehr – Haare entfernen, Pigment-Störungen wie Feuermale, Permanent Make-up, Tätowierungen, Hollywood-Peeling. Ich habe damals einiges ausprobiert. Aufgrund einer EU-Vorgabe wurde vor wenigen Jahren untersagt, was bis dahin üblich war: dass nämlich jede Kosmetikerin und jeder Tattoo-Experte, der in einer Garage ans Werk ging, für die Tattoo-Entfernung tätig werden durfte.«

Ende 2020 trat, unter dem Beifall der Ärzteschaft, die »Verordnung zum Schutz vor schädlichen Wirkungen nichtionisierender Strahlung bei der Anwendung am Menschen« in Kraft, in der unter anderem geregelt wurde, dass die Entfernung von Tattoos oder Permanent Make-up künftig »unter Arztvorbehalt« steht. Das eröffnete Ärzten eine zusätzliche Einnahmequelle.

Herr Ertelt: »Damals kam ein Laser-Studio auf mich zu und fragte, ob wir das nicht zusammen machen könnten. Die hatten schon zehn Jahre lang an der Tattoo-Entfernung gearbeitet und entsprechend viel Erfahrung. Da haben wir uns zusammengetan.«
G: »Was kommen da für Menschen, die ihre Tattoos loswerden wollen?«
Herr Ertelt: »Die frühesten Tätowierungen, die ich wahrgenommen habe, sind die so genannten Arschgeweihe, mit denen viele immer noch rumlaufen.«
G: »Gibt's die tatsächlich noch?«
Herr Ertelt: »Ja klar. Aber im Lauf der Jahre sind die häufig halt nicht mehr so ansehnlich wie am Anfang, wo sie ja, wenn sie gut gemacht sind, gestochen scharf sind. Das wird häufig wie zerlaufende Tinte – durch Alterungsprozesse der Haut, durch Sonnenstrahlen, dann gibt's auch mal Verletzungen, und vielen gefällt das auch einfach nicht mehr. Es kommen auch Menschen, die wollen einen neuen Beruf oder überhaupt ein neues Leben beginnen ... Die Gründe, ein Tattoo wieder loswerden zu wollen, sind sehr vielfältig. Wenn man die Leute fragt, sagen viele, das Tattoo sei eine Moment-Entscheidung gewesen. Oder man hat eine Wette verloren. Oder man war verliebt. Oder betrunken. Da war mal ein junger Kerl, der hatte ein chinesisches Schriftzeichen tätowiert, dass er jetzt loswerden wollte. Abgesehen davon, dass er gelegentlich gern chinesisch essen gehe, habe er eigentlich mit den Chinesen gar nichts am Hut, hat der erzählt. Manchmal sind Text-Botschaften auch falsch geschrieben – zum Beispiel auf Latein, wo der tätowierte Text was ganz anderes bedeutet als der Tätowierte sich gedacht hat ... Häufig gibt es auch ganz pragmatische Gründe für die Tattoo-Entfernung. Einer will zur Polizei, da sind Tätowierungen im Gesicht oder hinter den Ohren nicht erlaubt.«
G: »Die Menschen, die du jetzt beschreibst, sind ja sehr jung ...«
Herr Ertelt: »Ja, die haben das Tattoo vielleicht zwei, drei Jahre, dann soll es wieder weg.«

G: »Aber die Damen mit Arschgeweihen sind ja meistens etwas älter ...«

Herr Ertelt: »Ja, genau. Manche sagen dann auch, wenn sie hören, wie lange die Prozedur dauert – jetzt habe ich mich dran gewöhnt, ich seh's ja eigentlich auch nicht. Die Entfernung von Tattoos ist verglichen mit ihrer Entstehung sehr aufwändig – und teuer. Das Lasern ist teuer. Meine Ausbildung war im Vergleich mit der eines Tätowierers sehr teuer. Die Hürden, einen Laser zu betreiben, sind sehr viel höher als für den Betrieb einer Tattoo-Nadel. Fürs Tätowieren brauchst du im Regelfall eine Sitzung – für die Entfernung das Zehnfache.«

G: »10 bis 15 Sitzungen?«

Herr Ertelt: »Das ist von vielen Aspekten abhängig. Welche Farben wurden benutzt, wie tief wurde gestochen, wie ist die Hautbeschaffenheit, wie alt ist das Tattoo? Vieles kann man vorher gar nicht ermitteln; es kann zu Narben kommen, vorübergehend zu Schorf, zu Blasen. Und man braucht relativ lange Pausen zwischen den einzelnen Sitzungen, bis die Lymphe den Abfall der Farben abtransportiert haben. Die Entfernung kostet zwischen 50 und 200 Euro pro Sitzung, je nach Aufwand. Nicht wenige halten eine solche Behandlung nicht bis zum Schluss durch. Das Tattoo ist häufig Ergebnis einer Impuls-Handlung, und für die Entfernung sollen die Leute so lange durchhalten. Schwierig. Und teuer. Ist halt keine Behandlung, bei der du deine Krankenkassen-Karte abgeben kannst und fertig. Die Kasse zahlt nur in ganz besonderen Fällen.«

G: »Würdest du selbst dir ein Tattoo stechen lassen?«

Herr Ertelt: »Jetzt, da ich's selbst wieder wegmachen kann, habe ich natürlich schon mal überlegt, das mal auszuprobieren. Aber ich kenne kein Motiv, von dem ich sage: Das möchte ich mein Leben lang auf meinem Körper haben. Vielleicht kommt das auch noch.«

***

Zwei Drittel der Bundesbürger bleiben hartnäckig: Sie wollen keine Tattoos. Und das, obwohl Heerscharen von Prominenten Tag für Tag ihre Körperbilder in die Kameras recken – Seht her! So muss man aussehen, wenn man schön sein will! Willkommen auf dem Traumschiff der Gestochenen. Vor allem eine drängt sich gern ganz nach vorne: Angelina Jolie (Jahrgang 1975) hat ihren schönen Leib mit Tätowierungen überziehen lassen, dass man sich freuen kann, wenn man noch ein paar Quadratzentimeter unverfälschter Haut erblickt. 20 Tattoos hat sie sich stechen lassen, außer einem Bengalischen Tiger am unteren Rücken auch etliche Spruch-Weisheiten. Zwei davon lassen sich rückblickend als geistiges Rüstzeug für ihren langen Scheidungskrieg mit Brad Pitt begreifen: Im Nacken hat sie sich einstechen lassen: »Know Your Rights« (Kenne deine Rechte). Die gesamte linke Schulter ist belegt mit einem Spruch in Khmer, der Landessprache Kambodschas. Die Übersetzung: »Deine Gegner sollen immer vor dir weglaufen. Dein Reichtum soll immer bei dir bleiben. Deine Schönheit soll wie die der Apsara sein. Wohin auch immer du gehen wirst, viele sollen dir dienen und dich beschützen.« Brad Pitt traf also auf eine kämpferische Frau, als der schmutzige Krieg um Kinder und verlorene Liebe begann. Er hatte vergleichsweise wenig Tinte an seinen Körper gelassen: Vier kümmerliche Tattoos haben fachkundige Klatschreporter gezählt, das tiefsinnigste ist ein französischer Spruch auf seinem linken Unterarm: »Das Leben ist absurd.« Übrigens: Die Schönheit der Apsaras, die auf Jolies Rücken gepriesen wird, soll überirdisch gewesen sein. Halb menschliche, halb göttliche Ladies sollen sie sein, mal Ehefrauen der Götter, mal Töchter des Vergnügens.

George Orwell (1903 bis 1950) ließ sich während seines Dienstes bei der Kolonial-Polizei in Burma Kreise auf die Finger tätowieren – sollten vor Krankheit und Verletzung schützen. Emma Stone (Jahrgang 1988), Oscar-Preisträgerin, trägt zwei winzige Vogelfüße auf dem Handgelenk – angeblich von Paul McCartney entworfen, als Symbol für den Beatles-Song »Blackbird«. Miley Cyrus (Jahrgang 1992) lässt sich am liebsten Bilder ihrer Haustiere in die Haut stechen. Jennifer Lopez (Jahrgang 1969) und Ben Affleck (1972) ließen sich einen Armorpfeil auf den Rippen auftragen. Megan Fox (1986) hat sich eine Voodoo-Puppe auf einen Finger tätowieren lassen.

Brooke Shields (1965) hat sich, zum Schulabschluss ihrer Tochter Rowan (2003), einen Marienkäfer aufs Handgelenk stechen lassen – die Tochter hat gleich mitgemacht. Robbie Williams (1974) hat gleich 17 Tattoos – darunter, links und rechts vom Bauchnabel, je eine Schwalbe. Amy Winehouse (1983 bis 2011), die Sängerin mit der eindringlichen Stimme, hatte ihr erstes Tattoo bereits mit 15. Später kamen andere hinzu, unter anderem »Hello Sailor« auf dem Bauch, eine Indianerfeder auf dem linken Arm, ein Pin-up-Mädchen… 20 Jahre lang hatte Pamela Anderson (1967), die dralle Blonde aus Baywatch, ein Stacheldraht-Tattoo am Oberarm. 2014 ließ sie's weglasern – im Alter, erläuterte sie, sei die Tätowierung »ein Schandfleck«. Ach ja, und da ist ja noch Bettina Wulff (1973), die fortwährend denselben Mann heiratet, dessen Nachnamen sie okkupiert. Für die »Welt« ist das Tribal-Tattoo, das sie sich anlässlich ihres 28. Geburtstages stechen ließ, »lieblos an den Oberarm getackert«, ein »Symbol des Spießertums«.

Am 10. Februar 1945, dem letzten Tag der Konferenz von Jalta, entstand ein Foto, das heute in den meisten Geschichtsbüchern dieser Welt zu finden ist. Entspannt sitzt nebeneinander das damals mächtigste Trio der Welt: der Brite Winston Churchill (1874 bis 1965), der Amerikaner Franklin D. Roosevelt (1882 bis 1945) und der Sowjet-Herrscher Josef Stalin (1878 oder 1879 bis 1953). Die drei Männer haben sich für die internationale Fotografen-Schar in Pose gesetzt, lässig wollen sie wirken und entschlossen zugleich. Ein halbes Jahr lang noch wird der Zweite Weltkrieg toben, da beschließen die Herren bereits, wie Nazi-Deutschland zu zerschlagen und die Macht in Europa zu verteilen sei. Im Ballsaal des alten Zarenschlosses konnte man wirklich herrlich einen Sieg feiern, der noch lange auf sich warten ließ. Die Konferenz war, wie die »Rossijskaja Gaseta« 70 Jahre später, im Februar 2015, enthüllte, »ein feuchtfröhliches Gelage« der Siegermächte in spe. Die Konferenz-Leitung hatte fürsorglich eine halbe Tonne Kaviar, 5.000 Flaschen Wein, 5.100 Flaschen Wodka, 6.300 Flaschen Bier und 2.100 Flaschen Cognac bunkern lassen, damit die mächtigen Drei und ihre feierwütigen Delegationen versorgt waren.

Wie mag's wohl zugegangen sein, wenn Churchill, Roosevelt und Stalin unter sich waren? Ob sie, wie's bei männlich besetzten Trinkfesten schon mal vorkommen soll, einander vorgeführt haben, was vor der Öffentlichkeit unter robuster Staatsmänner-Kleidung verborgen war – ihre Tattoos? Die drei Kriegsherren hatten nämlich eines gemeinsam: Sie waren tätowiert. Das einfallsloseste Bildchen hat sich der Brite auf die Schulter stechen lassen – einen Anker. So was trug in früheren Jahrhunderten beinahe jeder Matrose zur Schau, das Erkennungszeichen für Schiffsbesatzungen. Ursprünglich durften sich den Anker nur Seeleute stechen lassen, die mindestens einmal den Atlantik überquert hatten. Für Männer, die der maritimen Welt eher fernstanden, hatte das stählerne Monstrum hingegen eine heroische Bedeutung, als Schutz-Symbol in stürmischen Zeiten. Die guten alten Anker werden auch heute noch gern in die Haut gestanzt, weil sie so niedlich aussehen ... Franklin D. Roosevelt, der Kriegspräsident der USA, ließ sich sein Familienwappen auf die Brust tinten – drei Rosen, die von weißen und roten Federn umrahmt sind. Das spektakulärste Haut-Gemälde allerdings gönnte sich Josef Stalin: Er hatte einen grinsenden blauen Totenschädel auf seiner Brust, eine Knast-Errungenschaft. Als Stalin das Sowjetreich regierte, wurde sein Totenschädel ein Tattoo-Hit bei Häftlingen: Sie glaubten fest daran, dass niemand auf sie schießen würde – könnte sich ja um die Brust des Diktators handeln ...

\*\*\*

Und dann sind da noch die Fußballer. Wer in der Welt der Kicker nach vollbrachtem Spiel noch ohne Tattoo unter die Gemeinschaftsdusche tritt, wird vermutlich zum Gespött (außer dem Tätowierungs-Verweigerer Ronaldo, den rettet seine bekannte Aggressivität). Bei den meisten Fußballern ist das Tattoo zu einer Art Berufsuniform geworden. Kaum ein Körperteil, der noch von Tinte verschont wird. Wehe, wenn sie ihre Trikots nach dem Torschuss abwerfen – dann sieht man einen Teil der Körpergemälde in voller Pracht. Lionel Messi, Zlatan Ibrahimovic, Neymar, Arturo Vidal, Sergio Ramos, Jérome Boateng, Thiago, Toni Kroos, der Tattoo-Pionier David Beckham, Lukas Podolski – nur um mal ein paar bekanntere Rasen-Männer aufzuzählen. Leroy Sané zeigt allen, worum es wirklich geht: Er hat auf dem gesamten Rücken ein Bild von sich selbst aufstechen lassen.

Ingo Froboese, Professor an der Deutschen Sporthochschule in Köln, beobachtet den Trend schon seit Jahren mit wachsendem Missbehagen. Im Sommer 2017 forderte er die Verantwortlichen der deutschen Fußball-Clubs auf, ihren Spielern Tattoos zu verbieten. Froboese: »Der Körper ist keine Lkw-Plane, die man bedrucken kann. Das ist ein Organ, das atmet.« Großflächige Tätowierungen würden den Profi-Sportlern so viel Energie absaugen, dass ihre Leistung um drei bis fünf Prozent absacke. Froboese: »60 bis 70 Prozent der Tinte bleibt nicht da, wo sie initiiert wird, sondern wandert weiter. Wir vergiften die Region und belasten Leber, Niere und Lymphknoten.«

Hat der Wutausbruch des Professors was genutzt? Wir empfehlen: Zählen Sie doch mal bei der nächsten Konferenz-Übertragung der Bundesligaspiele die tätowierten Spieler. Wahrscheinlich sind sie schneller durch, wenn Sie die Untätowierten ausfindig machen.

***

Und wie war das mit Elisabeth, der Kaiserin von Österreich-Ungarn (1837 bis 1898), besser bekannt als Sissi? Die Schönheitsfanatikerin war gewiss ohne Beispiel. Als in ihren Kreisen noch vornehme Blässe angesagt war, ließ sie sich von der Sonne bräunen. Ließ sich täglich messen (1,72 Meter) und wiegen (circa 50 Kilo) und für die Nacht eine Rindfleisch-Maske aufs Gesicht schmieren. War ständig auf der Flucht vor dem Kaiserhof und reiste um die Welt: Kleinasien, Nordafrika, Großbritannien, Ungarn, ihre Lieblingsinsel Korfu. Dort ließ sie sich 1888, im Alter von 51 Jahren, laut dem Schweizer Nachrichtenportal Watson »im schäbigen Nebenzimmer einer Hafenkneipe«, ein Tattoo auf das linke Schulterblatt stechen, einen blauen Anker. Zurück am Wiener Hof begutachtete

Franz Joseph, der kaiserliche Ehemann, das Werk. »Sehr originell und gar nicht so entsetzlich«, soll er geurteilt haben.

60 Jahre alt war sie, als der italienische Anarchist Luigi Lucheni ihr auf dem Quai du Mont-Blanc in Genf, nur wenige Schritte von ihrem Hotel Beau-Rivage entfernt, eine Feile ins Herz stieß. Schon Jahrzehnte zuvor hatte sie akribisch daran gearbeitet, das Bild ihrer jugendlichen Schönheit vor der Öffentlichkeit zu bewahren. Als sie 31 Jahre alt war, durfte sie niemand mehr fotografieren. Mit 41 erlaubte sie keine Porträtbilder mehr. Wenn sich ihr jemand näherte, versperrte sie den Blick auf ihr Gesicht ruckartig mit Hilfe eines Fächers. Vielleicht hätten die Leichenbeschauer und ihr Seelenfreund, der sonderbare Bayern-König Ludwig II., bezeugen können, ob ein nie verstummtes Gerücht über ein zweites Tattoo wirklich wahr ist. Die Kulturwissenschaftlerin Wilma Pfeiffer hat ein Buch mit dem Titel »Die wilde Kaiserin« geschrieben und ist absolut sicher, dass sie der Wahrheit auf die Spur gekommen ist, und das kam so: Während des Studiums in Wien war sie häufig zu Besuch bei ihrer Nachbarin, dem über 90 Jahre alten »Fräulein Amalie«, der Großnichte einer gewissen Fanny Angerer. Fräulein Angerer hat mehr als 30 Jahre lang die Kaiserin frisiert; da sieht man natürlich allerlei. Auch, dass über Sissis Steiß ein Adler seine Flügel ausbreitete.

War das wirklich so? War die feine Kaiserin eine Pionierin unseres sattsam bekannten Arschgeweihs?

\*\*\*

Bye, bye Arschgeweih
Ich geb' dich zum Lasern frei.
Out bist du mein Steiß Tattoo.
Unsere Jahre sind vorbei.
Du hast meinen Po gekrönt
Und jetzt bist du so verpönt.
Ich mach Schluss mit dir
Und der nervigsten Frage von allen

> Wie tief kann eine Jeans noch sinken,
> Ohne zu fallen?
>
> *Ina Müller, 2006*

2004, schreibt die »F.A.Z.«, »war das Jahr des Arschgeweihs«. Immer mehr Frauen wollten das Steiß-Tattoo, »zeitlos schön« fanden sie das. Im Sommer suchte die »BILD«-Zeitung »das schönste Arschgeweih«, am Berliner Stadtstrand fahndete Jägermeister nach »Miss Arschgeweih« und fand »Ania, die schärfste Polizistin von Berlin«. Die Aufnahmeprüfung ins Bildungsbürgertum bestand das Stück Tintenkunst, als der Duden es erwähnenswert fand, mit der trockenen Beschreibung: »Geschwungene Tätowierung am unteren Rücken, deren Form an ein Geweih erinnert.« Das Arschgeweih war das erste wahre Volks-Tattoo. Die »Süddeutsche« blieb gleichwohl sauertöpfisch: »In Abgrenzung zu Paarhufern kann man das A., das sich in der Folge bauch- und rückenfreier Oberbekleidung entwickelte, bei Menschen fast ausschließlich an Vertretern des weiblichen Geschlechts beobachten.« Aber auch ohne das Zutun der Zeitung verblasste der Ruhm der rückwärtigen Stickerei schneller als seine Farben: Plötzlich war man gestrig, wenn man immer noch seine Errungenschaft am Ende der Wirbelsäule vorzeigte. Besonders gemein waren die Amerikaner – da hieß das Arschgeweih plötzlich »Trampstamp«, Schlampenstempel.

\*\*\*

D und G haben nur ein paar Tage lang die blätternde Macht ihrer Klebe-Tattoos genossen. Als Erstes wurde Gs Totenschädel beim Duschen in den Ausguss gespült. Im 7 Bello hatten noch nicht mal die japanischen jungen Frauen am Nachbartisch die tintige Angelegenheit eines Blickes gewürdigt. »Mit den Dingern«, urteilte D, »kann man weder ältere Ladies noch unerzogene Kinder erschrecken.« Wofür braucht man sie dann? Ein kurzer energischer Einsatz eines Waschlappens, schon war der Körper wieder unverfälscht wie zuvor. Das ist echt ein Vorteil gegenüber den richtigen Tattoos.

**Gesprächspartner:**
Der Blick ins Innerste des Lebens – das war schon sehr früh die Leidenschaft von **Dr. Ulrich Ertelt** (Jahrgang 1978). Das nahm bereits seinen Anfang mit der Jägerei; dadurch hatte er bereits als junger Kerl mit dem Innenleben von Tieren zu tun (fürs großstädtische Publikum sei der Hinweis hilfreich, dass vor dem Verspeisen von Hirsch und Wildschwein das Fell abgezogen und die Innereien entfernt werden müssen). »Zu begreifen, wie alles zusammenhängt. Eine Lunge, ein Herz in der Hand zu halten, zu sezieren, zu sehen: Da ist eine Kammer, da ist eine Kammer...« Ertelts beinahe romantisch klingende Schwärmerei belegt, dass für ihn der Weg in die Chirurgie nahezu unausweichlich war. »Man kann sehr schnell Ergebnisse erzielen, wenn man chirurgisch tätig ist. Man schneidet etwas auf, baut es wieder zusammen, näht es zu: Dann funktioniert es wieder und der Patient kann nach Hause gehen. Es ist ein sehr befriedigendes Gefühl, wenn man so unmittelbar helfen kann.« Seine Hilfsstation fand der Mann aus der Nähe von Fulda in Heidelberg, in seiner eigenen Praxis für Gefäßchirurgie und Venenmedizin. Mit Lasern macht er seit kurzem auch Tätowierungen den Garaus.

**Boris Tomic**, Jahrgang 1964, hat's wirklich geschafft, sein Hobby zum Beruf zu machen. Der vermutlich quirligste Journalist Frankfurts hat sich, nach journalistischen Anfängen in Berlin, in der Rhein-Main-Region einen Namen gemacht als Chefredakteur des »Journal Frankfurt« und Lokalchef der »Frankfurter Neuen Presse«. Jetzt ist er im Deutschen Fachverlag Chefredakteur der Hotel- und Gastro-Medien, die so klangvolle Titel wie food-service und FoodService Middle East & Europe tragen. Wer weiß, mit welcher Zuneigung Tomic erstens seiner Frau und zweitens der Kulinarik in all ihren verwegenen Spielarten zugetan ist, kann beruhigt feststellen: Der Mann hat seine Heimat gefunden. Wer ihm etwas nähergekommen ist, kann das schon an der Zahl seiner Food- und Getränke-Bilder ablesen, die er gern und häufig über WhatsApp verbreitet. **Arnd Festerling**, Jahrgang 1961, hängt zu Unrecht der Geruch eines Ur-Frankfurters an. Er war zwar fast 30 Jahre lang in Diensten der »Frankfurter Rundschau« (Sportredakteur, Politikredakteur, Lokalchef, Chefredakteur), wurde aber in Bremen geboren. Jetzt ist er Chefredakteur des von der »F.A.Z.«-Gruppe herausgegebenen Online-Magazins deutschland.de und hat nebenher noch Luft genug, seinen Hobbys zu frönen: Eintracht Frankfurt bejubeln oder betrauern, Vögel fotografieren und Apfelwein selbst keltern. Kostproben des angeblich hochklassigen Äpplers werden regelmäßig in Aussicht gestellt. Bei der Ankündigung bleibt es allerdings.

**Enrico Sauda**, Frankfurter mit norditalienischen Wurzeln, hat Germanistik studiert, bevor er den Journalismus zu seinem Beruf machte. Er schreibt und fotografiert, seit mehreren Jahren als Gesellschafts-Kolumnist der »Frankfurter Neuen Presse«. »Der Mann, der die Promis kennt« – so überschreibt die FNP ein Kurz-Porträt über ihn. Darin findet sich auch ein Wortspiel, mit dem der kauzige Sauda sich gelegentlich vorstellt: »Sau-da wie Schwein hier«.

# Und wie sagt man? Danke!

Ausdenken kann man sich viel, aber wie formulierte schon der alte Knut Hamsun: »Ich weiß, dass ich niemand mit meinem Spintisieren, mit meinen Einfällen und Wahrnehmungen plagen sollte, ich ertrage es von anderen auch nicht.« Deswegen basiert dieses Buch nicht auf Phantastereien, sondern auf beinharter Recherche, und wir sind allen dankbar, die uns an ihrem Wissen so freigebig teilhaben ließen, sie alle haben dieses Buch mitgeschrieben. Etwaige Fehler gehen natürlich auf unseren Deckel.

Achim Greser und Heribert Lenz, Ihr Großmeister des gezeichneten Witzes und treue Kameraden im Aschaffenburger »Schlappeseppel«, Euch können wir gar nicht genug danken. Dass Urban Priol einem Recherchegespräch beiwohnte, war eine große Gaudi.

Dr. Anne Hardy hat uns kenntnisreich in die Geisteswelt der Traditionellen Chinesischen Medizin eingeführt. Dass sie bei der Akupunktur an unseren empfindlichsten Körperstellen die feinen japanischen und nicht die dicken chinesischen Nadeln verwendete, spricht für ihre Feinfühligkeit.

Dr. Ulrich Ertelt hat unseren Blick mit chirurgischer Präzision auf ein echtes menschliches Problem gerichtet: Wie wird man wieder los, was man nicht mehr haben will?

Die Helden der Reha vollbringen Tag für Tag Unglaubliches. Ihnen sei Dank für drei Wochen Feinarbeit an der fabrikneuen Hüfte: Sitzt, passt, wackelt und hat Luft.

Kathrin Puff hat uns im Weingut des Klosters Eberbach überaus gastfreundlich empfangen und bewirtet. Im heiteren Gespräch mit ihr, Peter Badenhop und Dr. Andreas Wagner haben wir gelernt, was einen leichten Frühstückswein auszeichnet und warum die »Flasche leer« (Giovanni Trappatoni) ins Pfandsystem gehört.

Obwohl es um Schmerz und Leid ging, hat das Kolloquium mit Prof. Dr. Kevin Reuter nicht nur nicht wehgetan, es war ein ausgesprochenes Vergnügen. So lassen wir uns Philosophie gefallen.

Arnd Festerling und Boris Tomic haben unseren Tattoo-Selbstversuch nicht nur tapfer hingenommen, sondern fachkundig kommentiert. Weil sie wahre Freunde sind, haben sie uns ermuntert, auf dem eingeschlagenen Weg fortzuschreiten. In dieser Runde fehlt uns Hans-Dieter Hillmoth sehr, ihm widmen wir dieses heitere Werk. Der Society-Reporter Enrico Sauda ist den Autoren durch energische Fragen echt unter die Haut gegangen.

Ein aufrichtiger Dank gebührt auch unseren Frauen für ihre Geduld und dafür, dass sie (eine nach kurzem Zögern) halfen, die Tattoos auf den Faltenwurf unserer Haut zu applizieren.